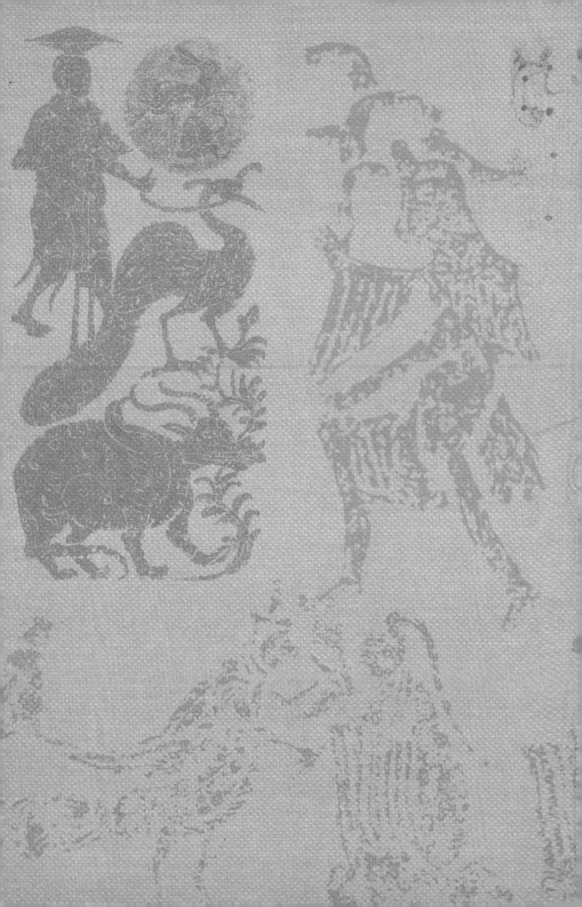

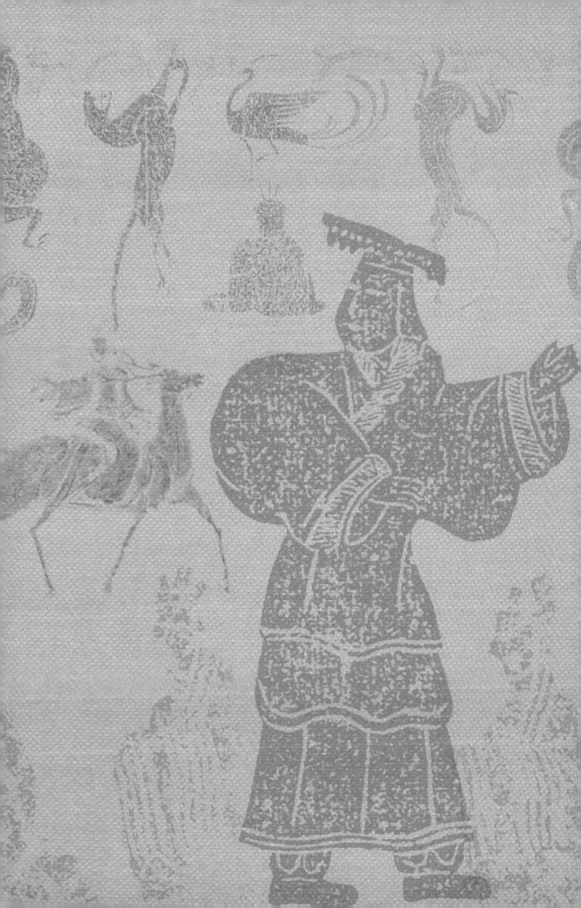

中国古医籍整理丛书

外科集验方

明·周文采　集

刘　辉　姚向阳　罗详飞　校注

中国中医药出版社
·北　京·

图书在版编目（CIP）数据

外科集验方/（明）周文采集；刘辉，姚向阳，罗
详飞校注 . —北京：中国中医药出版社，2021.7
（中国古医籍整理丛书）

ISBN 978－7－5132－6783－0

Ⅰ.①外…　Ⅱ.①周…②刘…③姚…④罗…　Ⅲ.
①中医外科－验方－汇编　Ⅳ.①R289.52

中国版本图书馆 CIP 数据核字（2021）第 048237 号

中国中医药出版社出版

北京经济技术开发区科创十三街 31 号院二区 8 号楼
邮政编码　100176
传真　010－64405721
廊坊市祥丰印刷有限公司印刷
各地新华书店经销

开本 710×1000　1/16　印张 9.75　字数 112 千字
2021 年 7 月第 1 版　2021 年 7 月第 1 次印刷
书号　ISBN 978－7－5132－6783－0

定价　48.00 元
网址　www.cptcm.com

社 长 热 线　010－64405720
购 书 热 线　010－89535836
维 权 打 假　010－64405753

微信服务号　zgzyycbs
微商城网址　https：//kdt.im/LIdUGr
官 方 微 博　http：//e.weibo.com/cptcm
天猫旗舰店网址　https：//zgzyycbs.tmall.com

国家中医药管理局
中医药古籍保护与利用能力建设项目
组织工作委员会

主 任 委 员 王国强

副 主 任 委 员 王志勇　李大宁

执 行 主 任 委 员 曹洪欣　苏钢强　王国辰　欧阳兵

执行副主任委员 李　昱　武　东　李秀明　张成博

委　　　　　员

各省市项目组分管领导和主要专家

（山东省）武继彪　欧阳兵　张成博　贾青顺
（江苏省）吴勉华　周仲瑛　段金廒　胡　烈
（上海市）张怀琼　季　光　严世芸　段逸山
（福建省）阮诗玮　陈立典　李灿东　纪立金
（浙江省）徐伟伟　范永升　柴可群　盛增秀
（陕西省）黄立勋　呼　燕　魏少阳　苏荣彪
（河南省）夏祖昌　刘文第　韩新峰　许敬生
（辽宁省）杨关林　康廷国　石　岩　李德新
（四川省）杨殿兴　梁繁荣　余曙光　张　毅

各项目组负责人

王振国（山东省）　王旭东（江苏省）　张如青（上海市）
李灿东（福建省）　陈勇毅（浙江省）　焦振廉（陕西省）
蔡永敏（河南省）　鞠宝兆（辽宁省）　和中浚（四川省）

前　言

　　中医药古籍是传承中华优秀文化的重要载体，也是中医学传承数千年的知识宝库，凝聚着中华民族特有的精神价值、思维方法、生命理论和医疗经验，不仅对于传承中医学术具有重要的历史价值，更是现代中医药科技创新和学术进步的源头和根基。保护和利用好中医药古籍，是弘扬中国优秀传统文化、传承中医学术的必由之路，事关中医药事业发展全局。

　　1949 年以来，在政府的大力支持和推动下，开展了系统的中医药古籍整理研究。1958 年，国务院科学规划委员会古籍整理出版规划小组在北京成立，负责指导全国的古籍整理出版工作。1982 年，国务院古籍整理出版规划小组召开全国古籍整理出版规划会议，制定了《古籍整理出版规划（1982—1990）》，卫生部先后下达了两批 200 余种中医古籍整理任务，掀起了中医古籍整理研究的新高潮，对中医文化与学术的弘扬、传承和发展，发挥了极其重要的作用，产生了不可估量的深远影响。

　　2007 年《国务院办公厅关于进一步加强古籍保护工作的意见》明确提出进一步加强古籍整理、出版和研究利用，以及

"保护为主、抢救第一、合理利用、加强管理"的方针。2009年《国务院关于扶持和促进中医药事业发展的若干意见》指出，要"开展中医药古籍普查登记，建立综合信息数据库和珍贵古籍名录，加强整理、出版、研究和利用"。《中医药创新发展规划纲要（2006—2020）》强调继承与创新并重，推动中医药传承与创新发展。

2003～2010年，国家财政多次立项支持中国中医科学院开展针对性中医药古籍抢救保护工作，在中国中医科学院图书馆设立全国唯一的行业古籍保护中心，影印抢救濒危珍本、孤本中医古籍1640余种；整理发布《中国中医古籍总目》；遴选351种孤本收入《中医古籍孤本大全》影印出版；开展了海外中医古籍目录调研和孤本回归工作，收集了11个国家和2个地区137个图书馆的240余种书目，基本摸清流失海外的中医古籍现状，确定国内失传的中医药古籍共有220种，复制出版海外所藏中医药古籍133种。2010年，国家财政部、国家中医药管理局设立"中医药古籍保护与利用能力建设项目"，资助整理400余种中医药古籍，并着眼于加强中医药古籍保护和研究机构建设，培养中医古籍整理研究的后备人才，全面提高中医药古籍保护与利用能力。

在此，国家中医药管理局成立了中医药古籍保护和利用专家组和项目办公室，专家组负责项目指导、咨询、质量把关，项目办公室负责实施过程的统筹协调。专家组成员对古籍整理研究具有丰富的经验，有的专家从事古籍整理研究长达70余年，深知中医药古籍整理研究的重要性、艰巨性与复杂性，履行职责认真务实。专家组从书目确定、版本选择、点校、注释等各方面，为项目实施提供了强有力的专业指导。老一辈专家的学术水平和智慧，是项目成功的重要保证。项目承担单位山东中医药大学、南京中医药大学、上海中医药大学、福建中医药大学、浙江省中医药研究院、陕西省中医药研究院、河南省中医药研究院、辽宁中医药大学、成都中医药大学及所在省市中医药管理部门精心组织，充分发挥区域间互补协作的优势，并得到承担项目出版工作的中国中医药出版社大力配合，全面推进中医药古籍保护与利用网络体系的构建和人才队伍建设，使一批有志于中医学术传承与古籍整理工作的人才凝聚在一起，研究队伍日益壮大，研究水平不断提高。

本着"抢救、保护、发掘、利用"的理念，该项目重点选择近 60 年未曾出版的重要古医籍，综合考虑所选古籍的保护价值、学术价值和实用价值。400 余种中医药古籍涵盖了医经、基础理论、诊法、伤寒金匮、温病、本草、方书、内科、外科、女科、儿科、伤科、眼科、咽喉口齿、针灸推拿、养生、医案医话医论、医史、临证综合等门类，跨越唐、宋、金元、明以迄清末。全部古籍均按照项目办公室组织完成的行业标准《中医古籍整理规范》及《中医药古籍整理细则》进行整理校注，绝大多数中医药古籍是第一次校注出版，一批孤本、稿本、抄本更是首次整理面世。对一些重要学术问题的研究成果，则集中收录于各书的"校注说明"或"校注后记"中。

"既出书又出人"是本项目追求的目标。近年来，中医药古籍整理工作形势严峻，老一辈逐渐退出，新一代普遍存在整理研究古籍的经验不足、专业思想不坚定等问题，使中医古籍整理面临人才流失严重、青黄不接的局面。通过本项目实施，搭建平台，完善机制，培养队伍，提升能力，经过近 5 年的建设，锻炼了一批优秀人才，老中青三代齐聚一堂，有效地稳定了研究队伍，为中医药古籍整理工作的开展和中医文化与学术的传承提供必备的知识和人才储备。

本项目的实施与《中国古医籍整理丛书》的出版，对于加强中医药古籍文献研究队伍建设、建立古籍研究平台，提高古籍整理水平均具有积极的推动作用，对弘扬我国优秀传统文化，推进中医药继承创新，进一步发挥中医药服务民众的养生保健与防病治病作用将产生深远影响。

第九届、第十届全国人大常委会副委员长许嘉璐先生，国家卫生计生委副主任、国家中医药管理局局长、中华中医药学会会长王国强先生，我国著名医史文献专家、中国中医科学院马继兴先生在百忙之中为丛书作序，我们深表敬意和感谢。

由于参与校注整理工作的人员较多，水平不一，诸多方面尚未臻完善，希望专家、读者不吝赐教。

国家中医药管理局中医药古籍保护与利用能力建设项目办公室
二〇一四年十二月

许 序

"中医"之名立，迄今不逾百年，所以冠以"中"字者，以别于"洋"与"西"也。慎思之，明辨之，斯名之出，无奈耳，或亦时人不甘泯没而特标其犹在之举也。

前此，祖传医术（今世方称为"学"）绵延数千载，救民无数；华夏屡遭时疫，皆仰之以度困厄。中华民族之未如印第安遭染殖民者所携疾病而族灭者，中医之功也。

医兴则国兴，国强则医强。百年运衰，岂但国土肢解，五千年文明亦不得全，非遭泯灭，即蒙冤扭曲。西方医学以其捷便速效，始则为传教之利器，继则以"科学"之冕畅行于中华。中医虽为内外所夹击，斥之为蒙昧，为伪医，然四亿同胞衣食不保，得获西医之益者甚寡，中医犹为人民之所赖。虽然，中国医学日益陵替，乃不可免，势使之然也。呜呼！覆巢之下安有完卵？

嗣后，国家新生，中医旋即得以重振，与西医并举，探寻结合之路。今也，中华诸多文化，自民俗、礼仪、工艺、戏曲、历史、文学，以至伦理、信仰，皆渐复起，中国医学之兴乃属必然。

迄今中医犹为国家医疗系统之辅，城市尤甚。何哉？盖一则西医赖声、光、电技术而于20世纪发展极速，中医则难见其进。二则国人惊羡西医之"立竿见影"，遂以为其事事胜于中医。然西医已自觉将入绝境：其若干医法正负效应相若，甚或负远逾于正；研究医理者，渐知人乃一整体，心、身非如中世纪所认定为二对立物，且人体亦非宇宙之中心，仅为其一小单位，与宇宙万象万物息息相关。认识至此，其已向中国医学之理念"靠拢"矣，虽彼未必知中国医学何如也。唯其不知中国医理何如，纯由其实践而有所悟，益以证中国之认识人体不为伪，亦不为玄虚。然国人知此趋向者，几人？

国医欲再现宋明清高峰，成国中主流医学，则一须继承，一须创新。继承则必深研原典，激清汰浊，复吸纳西医及我藏、蒙、维、回、苗、彝诸民族医术之精华；创新之道，在于今之科技，既用其器，亦参照其道，反思己之医理，审问之，笃行之，深化之，普及之，于普及中认知人体及环境古今之异，以建成当代国医理论。欲达于斯境，或需百年欤？予恐西医既已醒悟，若加力吸收中医精粹，促中医西医深度结合，形成21世纪之新医学，届时"制高点"将在何方？国人于此转折之机，能不忧虑而奋力乎？

予所谓深研之原典，非指一二习见之书、千古权威之作；就医界整体言之，所传所承自应为医籍之全部。盖后世名医所著，乃其秉诸前人所述，总结终生行医用药经验所得，自当已成今世、后世之要籍。

盛世修典，信然。盖典籍得修，方可言传言承。虽前此50余载已启医籍整理、出版之役，惜旋即中辍。阅20载再兴整理、出版之潮，世所罕见之要籍千余部陆续问世，洋洋大观。

今复有"中医药古籍保护与利用能力建设"之工程，集九省市专家，历经五载，董理出版自唐迄清医籍，都400余种，凡中医之基础医理、伤寒、温病及各科诊治、医案医话、推拿本草，俱涵盖之。

噫！璐既知此，能不胜其悦乎？汇集刻印医籍，自古有之，然孰与今世之盛且精也！自今而后，中国医家及患者，得览斯典，当于前人益敬而畏之矣。中华民族之屡经灾难而益蕃，乃至未来之永续，端赖之也，自今以往岂可不后出转精乎？典籍既蜂出矣，余则有望于来者。

谨序。

第九届、十届全国人大常委会副委员长

许嘉璐

二〇一四年冬

王 序

中医学是中华民族在长期生产生活实践中，在与疾病作斗争中逐步形成并不断丰富发展的医学科学，是中国古代科学的瑰宝，为中华民族的繁衍昌盛作出了巨大贡献，对世界文明进步产生了积极影响。时至今日，中医学作为我国医学的特色和重要医药卫生资源，与西医学相互补充、相互促进、协调发展，共同担负着维护和促进人民健康的任务，已成为我国医药卫生事业的重要特征和显著优势。

中医药古籍在存世的中华古籍中占有相当重要的比重，不仅是中医学术传承数千年最为重要的知识载体，也是中医为中华民族繁衍昌盛发挥重要作用的历史见证。中医药典籍不仅承载着中医的学术经验，而且蕴含着中华民族优秀的思想文化，凝聚着中华民族的聪明智慧，是祖先留给我们的宝贵物质财富和精神财富。加强对中医药古籍的保护与利用，既是中医学发展的需要，也是传承中华文化的迫切要求，更是历史赋予我们的责任。

2010年，国家中医药管理局启动了中医药古籍保护与利用能力建设项目。这既是传承中医药的重要工程，也是弘扬优秀民族文化的重要举措，不仅能够全面推进中医药的有效继承和创新发展，为维护人民健康做出贡献，也能够彰显中华民族的璀璨文化，为实现中华民族伟大复兴的中国梦作出贡献。

相信这项工作一定能造福当今，嘉惠后世，福泽绵长。

国家卫生与计划生育委员会副主任

国家中医药管理局局长

中华中医药学会会长

王国强

二〇一四年十二月

马 序

新中国成立以来，党和国家高度重视中医药事业发展，重视古籍的保护、整理和研究工作。自 1958 年始，国务院先后成立了三届古籍整理出版规划小组，分别由齐燕铭、李一氓、匡亚明担任组长，主持制订了《整理和出版古籍十年规划（1962—1972）》《古籍整理出版规划（1982—1990）》《中国古籍整理出版十年规划和"八五"计划（1991—2000）》等，而第三次规划中医药古籍整理即纳入其中。1982 年 9 月，卫生部下发《1982—1990 年中医古籍整理出版规划》，1983 年 1 月，中医古籍整理出版办公室正式成立，保证了中医古籍整理出版规划的实施。2002 年 2 月，《国家古籍整理出版"十五"（2001—2005）重点规划》经新闻出版署和全国古籍整理出版规划领导小组批准，颁布实施。其后，又陆续制定了国家古籍整理出版"十一五"和"十二五"重点规划。国家财政多次立项支持中国中医科学院开展针对性中医药古籍抢救保护工作，文化部在中国中医科学院图书馆专门设立全国唯一的行业古籍保护中心，国家先后投入中医药古籍保护专项经费超过 3000 万元，影印抢救濒危珍、善、孤本中医古籍 1640 余种，开展了海外中医古籍目录调研和孤本回归工作。2010 年，国家财政部、国家中医药管理局安排国家公共卫生专项资金，设立了"中医药古籍保护与利用能力建设项目"，这是继 1982～1986 年第一批、第二批重要中医药古籍整理之后的又一次大规模古籍整理工程，重点整理新中国成立后未曾出版的重要古籍，目标是形成并普及规范的通行本、传世本。

为保证项目的顺利实施，项目组特别成立了专家组，承担咨询和技术指导，以及古籍出版之前的审定工作。专家组中的许多成员虽逾古稀之年，但老骥伏枥，孜孜不倦，不仅对项目进行宏观指导和质量把关，更重要的是通过古籍整理，以老带新，言传身教，培养一批中医药古籍整理研究的后备人才，促进了中医药古籍保护和研究机构建设，全面提升了我国中医药古籍保护与利用能力。

作为项目组顾问之一，我深感中医药古籍保护、抢救与整理工作的重要性和紧迫性，也深知传承中医药古籍整理经验任重而道远。令人欣慰的是，在项目实施过程中，我看到了老中青三代的紧密衔接，看到了大家的坚持和努力，看到了年轻一代的成长。相信中医药古籍整理工作的将来会越来越好，中医药学的发展会越来越好。

欣喜之余，以是为序。

中国中医科学院研究员

马继兴

二〇一四年十二月

校注说明

周文采（生卒年代不详），江苏吴县人，世业医，幼承家学，攻习有年，弘治年间（1488—1505）任明宪宗第四子兴献王之侍医，在明兴献王的命令下将古籍文献中的医方"选其方验且要者"进行汇集，先于明弘治八年（1495）集成《医方选要》十卷，因其详于内科而略于外科，又奉命于明弘治十一年（1498）将外科之验方集成《外科集验方》二卷。

该书成书于明弘治十一年（1498），明嘉靖二十三年（1544）曾翻刻出版，明嘉靖二十四年（1545）再由南京礼部翻印刊刻。本次整理，以刊刻时间最早、保存较为完整的明弘治十一年（1498）刻本（1980年上海古籍书店影印本）为底本，以明嘉靖二十三年（1544）旧山楼藏本（国家图书馆收藏，后简称旧山楼本）、明嘉靖二十四年（1545）南京礼部翻刻本（中国中医科学院图书馆收藏，后简称礼部本）为主校本，以国图抄本为参校本。

本次校注整理原则如下：

1. 原书为繁体竖排，改为简体横排，并进行标点。

2. 原书中表"前文"的"右"统一改为"上"。

3. 原书中的异体字、古今字、俗写字原则上径改不出注，通假字一般不改，出注。

4. 原书中字形属一般形近之误者，如己、已、巳不分，人、入不分，予以径改，不出校。

5. 原书中多有药名异写，径改为规范药名。

6. 原书中目录分列于上、下卷正文之前，为方便读者，在尊重本书原貌的基础上，将原书上、下卷目录合并为一处，列于卷上正文之前。

7. 原书中列于卷下正文结尾的"外科集验方序"改为"序二"，移至目录前，旧山楼本及礼部本中的"进外科集验方疏"增至"外科集验方序"后，"跋外科集验方后"改为"跋"，列于卷下正文后。

8. 原书卷前有"良医副臣周文采集"，今一并删除。

9. 凡底本与校本不一致，底本有误，论据充分需改动者，改文字并出校；若底本有重要参考价值又可兼取者，或难以确定底本与校本何为胜者，均不改底本而出校说明。

10. 国家图书馆抄本在正文结尾处多出"天疱疮"及"又发散方"，现抄于此处，以供参考：

天疱疮

大黄　柴胡各五钱　升麻　干葛　赤芍　桔梗　羌活　独活　赤茯苓　归尾　白芷梢　生地黄　粉甘草　枳壳　石膏　金银花各五钱　连翘　防风　蝉蜕　天麻各三钱

又发散方

石膏　粉草　防风　川升麻　嫩黄芩　净黄连　赤芍　粉葛　蛇床子　大栀子要红者　蔓荆子　北柴胡　前胡　羌活

凡量病加减而服此药发散。

序一

医有内外科，犹治有内外之道。内治修而外治不肃，则夷裔得干之，而国其殆矣。医之治病也亦然。病于内者，有方以治之。而病于外者，无治之之方，则声色荡之，滋味煎之，喜怒悖之，哀乐殃之，郁为疽痛，流为瘰疬，而并其内之充实平粹者，澌①溃虚耗，命何能有永哉。此圣人之制医，匪直专于内，而又有以科条于其外者焉。若徐悦之《龙衔素针》，甘浚之《痈疽要钞》，越人之《偃侧灸图》，华佗之《枕中刺经》，皆治外病之奇术，曲尽脉穴，巧施药石，制于外以固其内，调于内而防之于外，郁者解之，滞者导之，流荡者节之，必反之于素而后已焉。惜乎其人已远，其术之神者渐泯没而罕有传之。虽然医术之神妙，固难其人，而法之大略则犹在也。苟得人以求其法，因法以阐其妙，则亦可以济人利物而为兴化致治之一助，未必其道之小也。乃弘治丙辰，特令良医周文采于大方脉书中已选其方之验且要者为十卷，名曰《医方选要》，而外科方略之尚未备也。迨今年春仍令本官于外科方书中集其方之奇验者为二卷以进。吾览之，见其考论精详，处证不谬，深足定外科之关键而开医学之蒙昧也。因刻而广之，俾天下之人，凡婴外之病而职外之科者，得是书以治之，虽未能继古人之神妙，而笃废聋瞽，万一可复之于全，生生之功庶亦博哉。夫生生者固吾之心，安得起死回生如华扁辈之神于内外医者，以列于署乎。医人治国理同事异，安得出将入相如裴、郭诸公，治兼内外而寄

① 澌（sī斯）：即"尽"。

生生之任乎。《国语》曰："上医医国，其次医人，固医官也。"
其斯之谓软。

弘治戊午冬十一月吉旦①大明兴王书于中正斋

---

① 吉旦：农历每月初一。又作"吉日"。

序二

　　医，一也，然有内外科之异者，盖人疾有内外故也。科既有内外，故古之专门者，各有方书以传后世。第今之专于内者，则精其内，而疮科或有所遗；专于外者，则精其外，而方脉或有未谙；二者俱，不能以无偏。夫惟仁者，爱人之心深长而周密，必欲兼之而后已。弘治丙辰岁，王殿下不以臣为蒙昧，命臣于凡大方脉书内，精选其方之经验者，区分类别，且论辨其下，名曰《医方选要》，总一十卷以进。内疮科亦一帙焉。今年春，睿意又以为选要之集，固足以为内疾之疗，然人于日用间，莫不有饮食也，亦莫不有喜怒也。饮食不节，喜怒不常，则未免致伤荣卫，而疮毒生焉。其生也，种类颇多，兹疮科一帙，乌足亦尽疗乎？以故命臣重集外科方论，务在较量之也审，简拔之也精，究其疾之源，详其①药②之用，以与《选要》配，庶不致有所偏废。臣于是尤有以仰知殿下仁爱及人之盛心，所谓深长而周密矣。顾臣草茅，学不足以明理，医不足以名世，凡庸肤浅，务乎此而遗乎彼者也，曷克以称上意邪。虽然睿命不敢不遵，驽钝不可不效，是以忘其固陋，集古名医外科诸书，谨择其药与证对而随患用巧者，依《选要》条例，裒③成二卷，名曰《外科集验方》，上尘④睿览。夫疾之愈不愈，医之良不良，系乎方之验不验也。臣之所集，虽妄以集验名，然亦管窥蠡测，

---

① 其：原字漫漶，依礼部本、旧山楼本补。
② 药：底本为"樂"，依旧山楼本改。
③ 裒（póu）：聚集。
④ 尘：通"呈"。

勉强以应命耳。若夫较量审而简拔精，究其源而详其用，则臣岂敢。

弘治戊午岁秋九月吉日良①医副臣周文采②稽首顿首谨序③

---

① 良：原字漫漶，依礼部本、旧山楼本补。
② 周文采：原字漫漶，依礼部本、旧山楼本补。
③ 礼部本此文后有"嘉靖二十四年季秋南京礼部翻刻奉行"。

进外科集验方疏①

通政使司右通政臣顾可学谨奏，为恭上先皇御制医方以光圣孝事。恭惟皇上以继志述事为大，仁民寿世为心，将臣所进睿庙《医方选要》一书，特勅礼部重加恭录梓行，臣民俱切仰望。昨有致仕②金事③宁河恭捧睿庙续刻《外科集验方》二本，云生员④王鑛得于医士周旻者。臣焚香叩首捧览先皇前后序跋，节该御制文云："医有内外科，尤治有内外之道。内治修而外治不肃，则夷裔得干之。""医之治疾也亦然。""此圣人之制医，匪直专于内，而又有以科条于其外者。"大哉，先皇体天地好生之德，内外兼致，其功阅五十年，应在皇上，克绍圣神。二书继出，臣不胜欣忭，谨将原本奏封上进，乞赐再敕礼部遵照前旨，恭录续刻，以成全书，以广先皇寿世之仁，以光圣孝。臣又恭览先皇后序又云："生生者固吾之心，安得起死回生如华扁辈之神于内外医者，以列于署乎。医人治国理同事异，安得出将入相如裴郭诸公，治兼内外而寄生生之任乎。"合二书序意，仰见先皇上医医国之心，拊髀思贤，无非求以延长国脉，贻谋宏远，若有为今日虑者洪。惟圣皇继世御极，政化修明，天休滋至。内治已修，外攘兼举，其尚勤宸虑者，惟在北虏为患。近赖神武，通玄默助，擒逆已成奇功，然不可不为后备。仰在圣明，博采廷议，选任贤才，断自神谟，

---

① 进外科集验方疏：原书无，依旧山楼本、礼部本补。
② 致仕：古代官员正常退休叫作"致仕"，古人还常用致事、致政、休致等名称，盖指官员辞职归家。源于周代，汉以后形成制度。
③ 金事：相当于现在的副职或者助理等职。
④ 生员：明清时期，指经本少各级考试入府、州、县学者，通名生员，习称秀才。

自当消外患于无虞矣。昔轩皇命风后克捷蚩尤，以成垂裳之治。舜帝命大禹徂征有苗，以成恭已之休。在今日圣朝，明良弘化，辅弼寅恭，其功当有不止于裴、郭者，区区丑虏，无足平矣。臣以调护报恩，惟求文恬武熙，边境清靖，则无劳圣心，得以凝神裕化，以承天寿平格之效。兹故因事纳忠，先事防患，所谓药医于未病者，此又先皇医方言外之睿意也。惟陛下轸念幸甚，臣无任恳切惶惧之至。谨具奏进以闻，伏候敕旨。

嘉靖二十三年十二月初四日

通政使司右通政臣顾可学本月初六日奏，奉圣旨，览奏进皇考御制医方，朕甚嘉悦，着礼部重加校录，同前书一体刊布，钦此。

礼部尚书兼翰林院学士臣费寀等谨题，为恭上先皇御制医方，以光圣孝事，祠祭清吏司①案呈奉本部，送礼科抄出。通政使司右通政顾可学奏，前事奉圣旨，览奏进皇考御制医方，朕甚嘉悦，着礼部重加校录，同前书一体刊布，钦此。抄出送司查得，先该本官奏进睿宗献皇帝《医方选要》，已经遵奉明旨，重加恭录刻梓，候完装潢成帙进呈，仍行两京十三省，照样翻刻，其式样物料，俱经题奉钦依遵行，及行太医院，取圣济殿供事御医顾定芳，并该院吏目等官医王济、徐周、杨闻、徐同检对方药外，今该前因案呈到部。臣等仰见先皇续制《外科集验方》，至意修内攘外，默寓经世之全功，原始要终备举，活人之妙用，总前共一十二帙，为序类数百余言。观夫昭垂日星之文，无非真切药石之理，允有关于治道，若预待乎明时。是宜我皇上重览奏进之章，而圣心倍增嘉悦；并下刊布之命，而睿泽弥用流行。仰体天地之好生，下慰臣民之欲寿。大哉，继述之孝广矣，康济之仁，凡荷生成，曷

① 祠祭清吏司：官署名。是明清时期礼部下设的机构。掌吉礼、祭祀、普后丧葬、大臣赠谥，并管理僧道、巫师及从事阴阳、卜筮、医药者。

胜感戴。臣等幸以职事，得奉宣扬，敢不躬承校雠，首勤督率。谨钦遵，将今次发下右通政顾可学所进睿宗献皇帝续刻《外科集验方》二册，同前书校录刊布。其格式并合行事宜，理合遵照前次，一体施行。缘系恭上先皇御制医方，以光圣孝，及节奉钦依"礼部重加校录，同前书一体刊布"事理，谨具题知。

嘉靖二十三年十二月初八日礼部尚书兼翰林院学士臣费寀

左侍郎臣许成名

右侍郎臣徐阶

祠人才祭清吏司郎中臣王健

署员外郎事主事臣张惟一

主事臣张子瑠

臣涂铉

本月初十日奉圣旨："是，钦此。"

目 录

---

① 虎：原缺，依正文、旧山楼本、礼部本补。
② 归：原缺，依正文、旧山楼本、礼部本补。
③ 治无名肿毒：依正文、方名改为"铁井栏"更为妥当。

---

① 志：原缺，依正文、旧山楼本、礼部本补。
② 仙：原缺，依正文、旧山楼本、礼部本补。
③ 灸：原作"炙"，依正文、旧山楼本改。

---

① 沉：原缺，依正文、旧山楼本、礼部本补。
② 龙：原缺，依正文、旧山楼本礼部本补。

---

① 榔：原缺，依正文、旧山楼本、礼部本补。

② 蒌：原缺，依正文、旧山楼本、礼部本补。

③ 散：原缺，依旧山楼本、礼部本补。

④ 峰乌：此二字缺，依旧山楼本、礼部本补。

⑤ 阳：正文、旧山楼本、礼部本作"阴"。

---

① 甘：原字漫漶，依旧山楼本、礼部本补。

---

① 天疱疮："天疱疮"及其后"又发散方"两方原无，据国图抄本补。

卷上

疮科总论

夫痈疽疮疖者，皆由气血不和，喜怒不时，饮食不节，寒暑不调，使五脏六腑之气怫郁于内，以致阴阳乖错，气血凝滞而发也。亦有久服丹石燥热之药，热毒结深而发为痈疽也。夫痈疽之疾，多生于膏粱富贵之人，以其平昔所食肥腻炙煿，安坐不劳，嗜欲无节，以致虚邪热毒内攻，煎熬气血而成也。痈者，壅也，大而高起，属乎阳，六腑之气所生也，其脉浮数。疽①者，沮也，平而内发，属乎阴，五脏之气所成也，其脉沉数。疮者，其总名也。疖者，有头小疮也。经云：诸痛痒疮，皆属心火。盖心主血而行气，若气血凝滞，挟心火之热而生痈疽之类也。然所感有浅深，故所发有轻重大小之不同也。六腑积热腾出于外，肌肉之间，其发暴甚，皮肿光软，侵袤广大者，痈也。五脏风毒积热攻注于肌骨，其发猛恶，初生一头如痞瘤，白色焦枯，触之而痛应心者，疽也。热发于皮肤之间，是以浮肿，根小不过二三寸者，疖也。夫痈发于六腑，若燎原之火，外溃肌肉。疽生于五脏，沉涩难疗，若陶室之燧，内消骨髓。痈则易疗，惟难将息而迟瘥；疽则难疗而易痊②复。夫诸疮之中，惟背疽疔疮最为急证，其次莫如脑疽、肠痈、喉痈之类，亦其急者也。至若

---

① 疽：原缺，依旧山楼本、礼部本补。
② 痊：原字漫漶，依旧山楼本、礼部本补。

瘰疬、悬痈、痔漏诸疮之类，其证可缓而治也。又有疥癣、臁疮、风痦之类，虽云俱属疮类，而其轻重缓急，自有不同也。

夫痈疽之疾，要须察其是实是虚，是冷是热，或重或轻，对证用药，无失先后次序。凡人年四十以上，头顶①鬓颐背膂腰胁，或筋骨之上，所视不见之处，稍有疮疖，便不可轻易待之。若视之怠慢，以为常疾，每见从微至著，丧命者多矣。便宜速急治之，庶几得救。譬之救火，初起则易救，至于燎原之势，不可扑灭矣。其理亦由是也。凡疮未②破，毒攻脏腑，一毫热药断不可用。若已破溃，脏腑既亏，饮食不进，一毫冷③药亦不可用。此是先后次第之要诀也。

夫疮有五善七恶，不可不辨。若动息自宁，饮食知味，一善也；便利调匀，二善也；脓溃肿消，色鲜不臭，三善也；神彩精明，语声清朗，四善也；体气和平，五善也。如烦躁时嗽，腹痛渴甚，泄利无度，小便如淋，一恶也；脓血大泄，焮痛尤甚，臭恶难近，二恶也；喘粗短气，恍惚嗜卧，三恶也；未溃先黑，久陷面青，唇黯便污者，四恶也；肩项不便，四肢沉重，五恶也；不能下食，服药而呕，食不知味，六恶也；声嘶色脱，唇④鼻青黑，面目四肢浮肿，七恶也。更有气噎痞塞，咳逆身冷，自汗无时，目瞪耳聋，恍惚惊悸，语言颠错，皆是恶证也。五善见三则善，七恶见四必危。苦⑤五善并至则吉而安，七恶全见必危而死矣。以上所论大纲，其诸证候治法，别论于后。

---

① 顶：旧山楼本为"项"。
② 未：原作"术"，依旧山楼本、礼部本改。
③ 冷：原作"令"，据旧山楼本、礼部本改。
④ 脱唇：此二字原缺，依旧山楼本、礼部本补。
⑤ 苦：旧山楼本为"若"。

五发痈疽论

夫五发痈疽者，谓发背、发脑、发鬓、发眉、发颐是也。人之一身血气，周流而无间，稍有壅聚，莫不随所至而发焉，又岂特五者哉？俗以癌瘤瘰附于痈疽之列，以是为五发，岂知瘰与瘤癌，不过痈疽之一物。古书仅有所谓瘰疽，则瘰亦同出而异名也。若癌与瘤，前所未闻，合是为五发，其可乎？夫发背者，乃五脏风热、六腑邪毒灌于筋骨之间，发于经络之内，荣卫虚损，气血衰残所致也。其初发如粟米大，最不可轻忽，后必大发也。若初起红肿高起者，后必不为害，故曰：外形如粟，中可容谷；外貌如钱，里可着拳。如恶毒深，管寸长深满，脓血交黏，用药可痊；若脓臭秽无丝，此血败气衰，阳绝阴盛，必难疗理。治法初起或阴塌不起，便可用艾多灸①，或隔蒜灸之。如痛，灸至痒；如痒，灸至痛，此最妙法也。若疽疮已成，亦可用火针烙开疮口，则易治也。夫疮高起为痈，则易治，平陷为疽，则难治。痈疽形证已具前总论中，兹不复论。至如发脑、发眉、发鬓、发须、发颐，虽地位不同，然皆由内脏伏阳结滞，邪毒上壅，随其经络地分而发也。其诸发痈起，皆宜宣散热毒，要须看人元气虚实而治之，庶不误矣。若元气实者，亦可用大黄之剂，泄去毒气，或用漏芦、五香连翘之类皆可。若元气虚弱，即②用内托、十宣之类补之。亦有阴疮寒塌不起，虽云用灸，然亦不可服寒凉之剂，亦宜以暖药温之。全在活法，不可执一也。其敷贴洗药，具方于下，随证用焉。

---

① 灸：原作"炙"，据旧山楼本及文义改，下同。
② 即：旧山楼本、礼部本作"可"。

五发痈疽通治方

漏芦汤

治一切恶疮毒肿，丹瘤瘰疬，疔肿鱼脐，五发痈疽。初觉一二日，便如伤寒头痛，烦渴拘急，恶寒，肢体疼痛，四肢沉重，恍惚闷乱，坐卧不宁，皮肤壮热，大便闭涩，小便赤黄，并皆服之，娠妇莫服。

漏芦　白蔹　黄芩去黑心　麻黄去节　枳实去穰麸炒　升麻　芍药　甘草炙　朴硝以上各一两　大黄二两

上除硝外，余㕮咀，与硝同和匀，每服三钱，气实人五钱，水一盏半，文武火煎七沸，去渣，空心热服。

五香连翘汤

治诸疮肿，初觉一二日便厥逆，喉咽塞，发寒热。

乳香　木通　大黄各一钱半　连翘　沉香　木香　独活　桑寄生　丁香　射干　升麻　麝香别研，一钱　甘草炙。各一钱

上作一服，水二钟，生姜三片，煎至一钟，不拘时服。

托里护心散

治诸疔肿发背，曾经汗下，毒气攻心，迷闷呕吐而痛，可服二三服。

乳香明净者，一两　真绿豆粉四两

上研细和匀，每服三钱，不拘时，甘草汤调服。

神仙黄矾圆

此药不问老幼，皆可服之。服至一两以上，无不作效。最止痛疼，不动脏腑，活人不可胜数，委是神效。

白矾一两，要明①亮好者，研　黄蜡半两，要黄色好者，溶开，一方用七钱

上和圆如梧桐子大，每服十圆，渐加至三十圆，熟水或温酒送下。如未破则内消，已破即便合，如服金石发动致疾，更用白矾末一两匙头，以温酒调下，亦三②五服见效。有人遍身生疮，状如蛇头，服此亦效。诸方俱称奇效，但一日之中服近百粒则方有力。此药能防毒气内攻，盖能护膜也，切不可欺其浅近。余始终服半斤，疮愈后服之尤佳。一方治蛇咬，只熔化白矾，乘热滴伤处，痛即止，毒气即赶出，立见效验。要知白矾大能解毒也。

千金托里散

治一切疮肿，发背疔疮。

黄芪一两半　厚朴　防风　桔梗各二两　连翘二两二钱　木香　没药各三钱　乳香二钱　当归半两　川芎　白芷　芍药　官桂　人参　甘草各一两

上为细末，每服三钱，酒一大盏，煎三二沸，和渣温服。

十六味流气饮

治无名恶疮、痈疽等证。

川芎　当归　芍药　防风　人参　木香　黄芪　官桂　桔梗　白芷　槟榔　厚朴　乌药　紫苏　枳壳　甘草各一钱

上作一服，水二钟，煎至一钟，食远服。

内托羌活汤

治尻臀生痈坚硬，肿痛大作。

---

① 明：原作"朋"，依旧山楼本、礼部本改。
② 三：旧山楼本为"二"。

羌活　黄柏酒制。各三钱　防风　当归尾　藁本　连翘　苍术　陈皮　甘草炙。各一钱　肉桂三分　黄芪一钱半

上作一服，水一钟，酒半钟，煎至八分，食前服。

清心内固金粉散又名金花散

辰砂别研　白茯苓去皮　人参去芦。各三分　甘草三分　绿豆粉四两，研　雄黄一分，研　白豆蔻仁半两　朴硝半两，别研　脑子　麝香并研。各一分

上以参、苓、白豆蔻为末入研，药令匀。每服一钱半，蜜汤调下，无时候。此药专治恶疮，热盛焮痛，作渴烦躁，此药解毒。

麦饭石膏方

治发背，诸般痈疽，神效。一名鹿角膏

白麦饭石其石颜色黄白，类麦饭团者是。如无，以多年磨面磨，近面处石代之，研令极细　白蔹碾为细末　鹿角不用自①脱者，须生取者为嘉，截作二三寸长，炭火内煅，令烟尽为度，碾为极细末用

上将麦饭石用炭火煅红，以好米醋淬之。如此煅炼十次，碾为极细末，每用二两，白蔹末二两，鹿角灰末四两，同入乳钵内研，令极细无声，方有效验。若研得不细，涂得极痛。若细而嫩，大能止痛，收口排脓。精粗之效验，不同者如此。和合时，量药末多寡，用经年好米醋，入银石器内煎，令鱼眼沸，却旋旋入前三味药末在内，用竹篦子不住手搅，熬一二时久，令稀稠得所，取出倾在瓷盆内候冷，以纸盖固，勿令着尘埃。每用时，先用猪蹄汤洗去痈疮上脓血至净，以故帛挹干，以鹅

---

① 自：原作"目"，据旧山楼本、礼部本及文义改。

翎拂药膏涂敷四围。凡有赤处尽涂之，但留中心一口如钱大，以出脓血，使热毒之气随出。如疮未溃，能令内消；如已溃，则排脓如湍水，逐日见疮口收敛。如患疮久，肌肉腐烂，筋骨出露，用旧布①片涂药以贴疮上，但内膜才穿，亦能取安。洗疮勿以手触动嫩肉，仍不可以口气吹着疮，更忌有腋气之人及月经见行妇人或有孕人见，合药亦忌此等。合此药时须要麦饭石好，鹿角要生取带脑骨者，烧灰时却不使脑骨，但要辨其生取与自退尔。若能精择药材，精处修制，胜用他药收功多矣。仍可熬取好米醋一大碗，收瓷器内候，逐日用药于疮上，久则其药干。常用鹅翎点醋拂湿其药，勿令绷也。初使须一日一洗一换药，十日后两日一换。古方云：白麦饭石颜色黄白类麦饭，曾作磨者尤佳。愚谓麦饭石不可作磨，如古人云：曾作磨者尤佳，则惑人矣。麦饭石其状如饭团生粒点，若无此石，当以旧面磨近齿处石代，取其有麦性故也，屡试得效。此石铺家有时无卖，今欲用之，但于溪中寻麻石中有白石粒如豆如米大者即是也。但其石大小不同，或如拳，或如鹅卵，或如碗，大略如握聚一团麦饭焉古方有序字多不录。

排脓内补十宣散一名十奇散，一名内补散

治痈疽疮疖，未成者速散，已成者速溃。败脓自出，无用手挤，恶肉自去，不用针刀。服药后疼痛顿减，其效如神。

人参去芦　当归酒洗，去芦焙干　黄芪去叉芦。各二两　甘草生用　川芎晒干，不见火　防风去芦叉　厚朴去粗皮，姜汁制　苦桔梗去芦　白芷不见火　薄桂不见火。各一两

上如法修制，晒焙令燥，方秤人参、当归、黄芪各二两，

---

① 布：原作"有"，据旧山楼本及文义改。

余药各一两，为细末，每服三钱，用无灰酒调下，日夜各数服，以多为妙，服至疮口合，更服为嘉。所以补前损，杜后患也。不饮酒人，浓煎木香汤调下。然终不若酒力之胜，或饮酒不多，能勉强以木香汤兼酒调下亦可。

乳香黄芪散

治一切恶疮痈疽，发背疔疮，疼痛不可忍者，或未成者速散，已成者速溃。败脓不假刀砭，其恶肉自①下。及治打扑伤损，筋骨疼痛，并宜服之。

黄芪去芦　当归酒洗　川芎　麻黄去根节　甘草生用　芍药以上各②一两　人参去芦　粟壳各一两。蜜炒　乳香另研　没药各五钱。另研　陈皮一两

上为细末，每服三钱，水一盏，煎至七分，去渣温服。如疮在上食后，在下食前服之。

黄芪汤

治一切疮肿痈疽，并宜服之。

黄芪去芦　当归酒洗。各一两　大黄去皮　芍药　陈皮　甘草炙。各五钱

上咬咀，每服五钱，水一盏，生姜三片，煎至七分，不拘时温服。

托里内补散

专治一切恶疮，溃烂出脓之后宜服之。

人参　当归酒洗　川芎　白芍药　甘草　白芷　防风去芦又

---

① 自：原字漫漶，依旧山楼本、礼部本补。
② 各：原字漫漶，依旧山楼本、礼部本补。

黄芪去芦　白术　茯苓　官桂　金银花

上各等分，为粗末，每服五钱，水二钟，煎至七分，去渣，病在上食后服，在下食前服。

龙虎交加散

治发背、痈疽、发脑、发鬓、发髭，又治脑虚头晕，风湿之证。

制药法

南木香剉碎，用纸垫锅，焙干，碾罗为细末　罂粟壳去顶穰筋，剉碎焙干，为细末　甘草用湿纸裹煨，焙干为细末　吴白芷用面裹煨，去面焙干，为细末　川芎用湿纸裹煨，焙干为细末

上件药末俱另包收，看疮加减用之。

加减法

若疮势红肿热大，先服如神托里散一贴，卧盖取微汗。如红晕大肿高，疮头有似碎米大白脓点者，可进交加散一贴，用木香四分，罂粟壳二钱二分，甘草六钱，白芷一钱四分，川芎一钱五分，共为一贴，用水七分，生白酒三分，共一碗，用银器煎八分服。如无银器，新瓷器亦好，不用铜铁旧器。于炭火边先滚五七滚，用细绢水湿扭干，滤去渣，食后温服。以干盐菜压之，渣敷疮四围，用禳绢帕包之。如恶心呕吐，即服护心散一贴止呕，次服前药。若胸腹膨满，或大小便闭涩，可服当归连翘散一贴，行五七次，用温米粥汤补止。如疮已成溃脓，不寒不热，止①是烂开疼痛，木香三分，甘草六钱，川芎一钱五分，白芷一钱四分，粟壳二钱，水五分，酒五分，煎八分服。若红晕白者好也，仍红其疮不退，若紫黑稍可。如红晕

---

① 止：仅，只。

不退，每日于晚进药一贴，吃交加散四五贴，可服当归连翘散一贴，要行加大黄。只有热，腹不胀，不用大黄。如疮患要将好，腐肉不脱，可用针刺破皮，令随脓出，将水红花根煎汤洗之，用生肌散撒上，每一日洗一次，依此法无不效。有蛆者难治，最忌酸辣酱面，发气并生冷之物。

护心散

治证见前交加散方内。

甘草炙，一钱　绿豆粉炒，二钱　朱砂一钱，水飞过

上为细末，作一服，白汤调下。

当归连翘散

治证同前。

当归　连翘　栀子仁　芍药　金银藤各一两　黄芩五钱

上㕮咀，每服五钱，用水二盏，煎至七分，空心温服。如要行加大黄二钱，待药熟入大黄煎一二沸，去渣服之。

如神托里散

治发背等疮初起，又治疔疮并一切肿毒，及发散伤寒。

苍耳根　兔耳草根又名一枝箭　金银藤用花亦可　五味子根各等分

上㕮咀，每服五钱，用生白酒二盏，煎至七分，去渣。卧盖取微汗，渣再煎。

生肌散

水红花叶

上为细末，先用水红花根剉碎，煎汤洗净，却用叶末撒疮上，每一日洗一次，撒一次。

玉红生肌散

治一切疮烂不收口者，及刀斧所伤，出血不止，并宜用之。

龙骨二钱　寒水石火煅，三钱　黄丹一钱

上为细末，每用少许，掺之。

托里荣卫汤

治痈疽疔肿，及无名肿毒。

桂枝七分　人参　黄芪　红花　苍术　柴胡　连翘　当归身　羌活　黄芩　防风　甘草炙。各一钱

上作一服，水一钟，酒一钟，煎至一钟，食前服。

内疏黄连汤

治疮皮色肿硬，发热而呕，大便闭，脉洪实者。

黄连　当归　芍药　槟榔　木香　黄芩　栀子　薄荷　桔梗　甘草各一钱　连翘　大黄各二钱

上作一服，水二钟，生姜三片，煎至一钟，食远服。

托①里散

治一切恶疮，发背疔疽，便毒始发，脉洪弦实数，肿甚欲作脓者。

大黄三钱　当归二钱　瓜蒌根　皂角刺　牡蛎　朴硝　连翘各一钱半　金银花　赤芍药　黄芩各一钱

上作一服，水酒各一钟，煎至一钟，食远服。

乳香止痛散

治一切疮肿，疼痛不止。

---

①　托：原缺，依礼部本补。

乳香　没药各一钱　丁香五分　粟壳　白芷　陈皮　甘草炙。各二钱

上作一服，水二钟，煎至一钟，食远服。

内补黄芪汤

治诸疮肿发背已破后，虚弱无力，体倦懒言语，食无味，少睡脉涩，自汗口干，并宜服之。

黄芪　人参　茯苓　麦门冬　川芎　当归　白芍药　熟地黄　官桂　远志　甘草炙。各一钱

上作一服，水二钟，生姜三片，红枣一枚，煎·钟，食①远服。

加味当归饮子

治诸疮疡，诸痛痒疮，皆属心火，火郁则发之。

当归　生地黄　升麻各五钱　防风二钱半　荆芥穗　何首乌各二钱　柴胡　白芍药　川芎　羌活　黄芪各三钱　红花　苏木甘草各一钱

上咬咀，每服五钱，水二盏，生姜三片，煎至八分，食远服。沐浴取微汗，效速。使血气通和，服之应效。

托里温中汤

治疮为寒变而内陷者，脓出清解，皮肤凉，心下痞满，肠鸣切痛，大便微溏，食则呕，气短促，吃②逆不绝，不得安卧，时有昏愦。

丁香　沉香　茴香　益智仁　陈皮各一钱　木香一钱半　羌活

---

① 食：原字漫漶，依旧山楼本、礼部本补。
② 吃："吃"疑作"呃"。

干姜炮。各三钱　甘草炙，二钱　黑附子炮，去皮脐，四钱

《内经》曰：寒淫于内，治以辛热，佐以苦温。以附子、干姜大辛热温中，外发阳气，自里之表以为君。羌活苦辛，温透关节，炙甘草甘温，补脾胃，行经络，通血脉。胃寒则呕吐吃①逆，不下食。益智仁、丁香、沉香大辛热，以散寒为佐。疮气内攻，气聚而为满，木香、茴香、陈皮苦辛温，治痞散满为使也。

上㕮咀作一服，水三盏，生姜五片，煎至一钟，去渣，不拘时温服，忌一切冷物。

生地黄散

治发痈肿，热毒疼痛，心神烦闷。

生地黄二两　川大黄剉碎，炒　川升麻　地骨皮　当归剉，微炒　黄芩　木通　赤芍药　黄芪　玄参　甘草生。各一两　赤茯苓一两半

上为散，每服四钱，水一钟，入竹叶二七片，煎至六分，去渣，不拘时温服。

沉香散

治痈脓溃已绝，肌肉内虚，尚有余热。

沉香剉　柴胡去苗　黄芪　麦门冬各一两　白术三分即七钱半　熟地黄二两　黄芩　瓜蒌根　甘草生，剉。各半两

上剉碎，每服四钱，水一中盏，入竹叶二七片，小麦五十粒，煎至六分，去渣，不拘时温服。

猪蹄汤

治一切痈疽肿毒，消毒气，去恶肉，凡疮有口，便须用此汤洗。

香白芷不见火　黄芩去心　赤芍药　露蜂房有蜂见者　当归去芦　羌活　生甘草各等分

上为粗末，看疽大小用药，如疽大加料用。先将獖猪前蹄两只一斤，只用白水三升煮软，将汁分作二次，澄去面上油花，尽下面渣肉，每次用药一两，投于汁中，再用文武火煎十数沸，去渣，以故帛蘸药汤，温温徐薄揩疮上，死肉恶血随洗而下净，洗讫，以帛挹干，仍避风，忌人口气吹之，有狐臭人并月经见行妇人，猫犬并不许入病人房。洗疮切勿以手触着。洗疽之方所传甚多，唯此方极效，其用露蜂房有理，盖以毒驱毒也。

麦门冬汤

治痈疽溃后，脓水不绝。

麦门冬去心　黄芪剉　五味子炒　白茯苓去黑皮　人参去芦　官桂去粗皮　当归切，焙　远志去心　芎劳各一两　甘草炙，三分

上㕮咀，每服五钱，水一盏半，入生姜半分，掰碎，大枣二枚，掰破，同煎至一盏，去渣，空心温服。

四虎散

治发疽肿硬，厚如牛皮，按之痛。

天南星　草乌头　半夏生用　狼毒各等分

上为细末，醋蜜调敷，留头出气。

内托散

治诸肿毒恶疮，一服立愈。

大黄　牡蛎各半两　瓜蒌二个，山栀子亦可　甘草三钱

上剉碎，每服三钱，水一大碗，煎七分，去渣温服。

铁井栏①

治无名肿毒，或背疽。治法：肿处围定，名铁井栏。

芙蓉叶重阳前收　苍耳端午前收，烧灰存性

上为末，以蜜水调敷之。

化毒丹

治百种恶疮毒肿，初觉一二日，咳逆烦闷，或咽喉闭塞，发热恶寒。

没药同乳香另研　乳香以上各五钱　草乌醋浸炮制　浮石各一两。烧赤，醋淬七次，研余醋，另放　巴豆四十九②个，生用，另研

上五味为细末，用浮石、乌头涂③醋打面糊为圆，如豌豆大。每服五七圆，食后冷酒送下。忌热饮，取快利三二行，或吐出恶物为效。

五利大黄汤

治人年四十以前，气血盛多，若患疮疽，大小便秘者。

大黄　黄芩去腐　升麻以上各二两　芒硝　栀子以上一两二钱

上㕮咀，每服五钱，水一盏半，煎五七沸，去渣，空心稍热服。

竹叶黄芪汤

治诸痈疽，发背烦渴，及一切恶疮，发大渴者。

淡竹叶一两　黄芪　当归　川芎　甘草　黄芩去心　芍药

---

① 铁井栏：此方名缺，依正文补。
② 丸：旧山楼本、礼部本作"九"。
③ 涂：原作"余"，据文义改。

人参　麦门冬去心　半夏汤洗　石膏以上各三两　生地黄八两

上为粗末，每服五钱，水一盏半，竹叶五片，生姜五片，煎至一盏，去渣温服。

五香汤

治诸疮毒气入腹，托里。

丁香　木香　沉香　乳香以上各一两　麝香三钱，呕者去麝香，加藿香　人参渴加一两

上为细末，每服三钱，水一盏，煎至六分，去渣，空心稍热服。《总录》《圣惠》《千金》《外台》治诸疮肿方中，皆载此方。大同小异，大抵专治毒气入腹，烦闷气不通者，其余热渴昏昧，口燥咽干，大便硬，小便涩者，未可与服。

止痛当归汤

治脑疽发背，穿溃疼痛。

当归　黄芪　人参　官桂　芍药　甘草炙　生地黄以上各一两

上为粗末，每服五钱，水一盏半，煎至一盏，去渣温服，日进三服。

金银花散

治发背恶疮，托里止痛排脓。

金银花四两，无花用苗叶嫩茎代之　甘草一两

上为粗末，分为三服，酒水各一盏，同煎至一盏，去渣，温服无时。

追毒散

治一切恶疮，脓水不快者。

五灵脂　川乌头炮　白干姜炮。各一两　全蝎五钱

上为细末，用少许掺疮口中，深者纸捻蘸药挺入疮口内，以膏贴之。或水浸蒸饼，令浸透，搦去水和药，令匀，捻作锭子，每月挺入疮口中，亦名追毒锭子。

水澄膏

治热毒肿痛，大效。

大黄　黄柏　郁金　天南星　白及　朴硝　黄蜀葵花以上各一两

上为细末，每用新水一盏半，药末二钱，搅调匀，候澄底者，去浮水，以纸花上摊于肿焮处贴之，如急燥，津唾润之。此药治热毒赤肿神效，如皮肤白色者勿用之。

拔毒散

治热毒丹肿，游走不定。

寒水石生用　石膏生用。各四两　黄柏　甘草以上各一两

上为细末，每用新水调扫之，或油调涂之，或纸花上摊贴亦妙，凉水润之。

碧霞锭子

治恶疮透，不觉疼痛。

铜绿一两　硇砂二钱　蟾酥一钱

上为细末，软米饭一处擦匀，捻作锭子粳米样，每用针刺之不觉痛者，但有血出，挺一锭子在内，以膏贴之，或作散以纸捻蘸挺之亦可。临证看如何宜合用度。

寸金丹

二名返魂丹，三名再生圆，四名追命丹，五名延寿圆，六名来苏圆，七名知命圆，八名得道圆，非人勿示此方。若有人患疮身未烂者，与三圆服之，咽下便活。如口噤，但斡开牙关，

研化三圆，灌下喉中立生。此方治发背脑疽，痛肿遍身，附骨肿痛，先觉时饮水，口中烦渴，发热，四肢沉重，体壮热。

麝香一分　南乳香　乌金石　轻粉　雄黄　狗宝　没药以上各一钱　蟾酥二钱　粉霜　黄蜡以上各三钱　硇砂五钱　鲤鱼胆干用　狗胆以上各一个，干用　金头蜈蚣七条全者，酥炙黄色　头首男孩儿乳一合

上件为细末，除黄蜡、乳汁二味，熬成膏子，同和圆如绿豆大，小儿圆如芥子大。每服一圆，病重者加三圆。白丁香七个研烂，新汲水调送下。用衣服盖之睡，勿令透风，汗出为度。大段疼痛，如无头疮肿，不过三服立效，服药后吃白粥瓜齑就睡，大妙。

定痛托里散

治一切疮肿，疼痛不可忍，如年少气实，先用疏利，后服此药。

粟壳去筋膜，炒，二钱　川芎　当归　白芍药　乳香　没药以上各一钱半　官桂一钱

上作一服，水二钟，煎至一钟，食远服。

荣卫返魂汤

又名通顺散，又名何首乌散。

何首乌不犯铁　当归　木通去皮　赤芍药炒　白芷不见火茴香炒　土乌药炒　枳壳麸炒　甘草

上㕮咀，各等分，每服五钱，水一盏，酒一盏，煎至八分，随病上下服之，若流注加独活。

柞木饮子

治发背痈疽，已成未成并宜服之。

干柞木叶四两　干荷叶心蒂　萱草根　甘草节　地榆各一两

上为散，每服半两，水二碗，煎至一碗，分作二服，早晚各进一服。再合渣煎，有脓者自干，成脓者自消，忌一切毒食之物。

复煎散

治痈疽发背。

黄柏　黄芩　黄连　知母　生地黄各一钱，酒洗　防己　山栀　羌活　黄芪　麦门冬　甘草炙　独活　人参各半钱　当归尾二钱　陈皮　防风梢　甘草梢生　苏木　当归身　五味子　猪苓　藁本　连翘　桔梗各一钱半

上咬咀，每服四钱，水一盏，煎至七分，去渣，随证上下，食前后服。

内消散

治痈疽发背，诸疮疖结硬，疼痛不止。

人参　当归　黄芪　川升麻　沉香　黄芩　防己　防风　瞿麦　白蔹　甘草各一两　赤小豆一合，炒熟

上为细末，每服二钱，不拘时，温酒调服。

瞿麦散

治痈疽发背，排脓止痛，利小便。

桂心　赤芍药　当归　黄芪　芎䓖　瞿麦　白蔹　麦门冬各等分　赤小豆一合，酒浸，炒干

上咬咀，每服四钱，酒煎温服。如诸痈已溃未溃，疮中脓血不绝，痛不可忍者，加细辛、白芷、白蔹、薏苡仁①。

---

①　细辛、白芷、白敛、薏苡仁：此四味药原书提行。

内托千金散

专治痈疽发背，脑疽乳痈，诸恶疮疖，未成者自散，已成者即溃。

人参　当归　黄芪　白芍药　川芎　防风　官桂　桔梗　白芷　甘草　瓜蒌　金银花各等分

痛甚者加当归、乳香、没药、芍药。

上咬咀，每服七八钱，水二钟，煎至七分，入好酒半盏，去渣温服，日进二三服，服后疮口有黑血出及有汗出者，此药之功效也。

牛胶饮

截痈疽恶疮，发险处服之，使毒气不攻于内，不传恶证。

牛皮胶通明好者，净洗干，秤四两为准

上用酒一碗，入胶内重汤煮，令胶溶透，搅匀倾出，更浸酒，随意饮尽。若能饮者，以醉为度，不能饮者，亦用酒煎，却浸以白汤，饮尽为佳，此法活人甚多浸音侵。

国老膏

治一切痈疽诸发，预期服之，能消肿逐毒，使毒气不内攻，功效不可具述。

大横纹粉甘草二斤

上捶令碎，河水浸一宿，揉令浆汁浓，去尽筋渣，再用密绢滤过，银石器内慢火熬成膏，以瓷罐收之。每服一二匙，无灰酒侵入，或白汤亦可，不拘时服。曾服燥药丹剂亦解之，或微利无妨。

远志酒

治一切痈疽，发背疔毒，恶候侵大，有死血阴毒在中则不痛，傅①之则痛。有忧怒等气，积而内攻，则痛不可忍，傅之即不痛。或热蕴在内，热逼人手，不可近，傅之即清凉。或气虚血冷，溃而不敛，傅之即敛。此本韩大夫宅用以救人，极验。若七情内郁，不问虚实寒热，治之必愈。

远志不以多少，泔浸，洗去土，捶去心

上为细末，酒一盏，调药末三钱，迟顷，澄清饮之，以渣敷病处。

忍冬酒

方治痈疽发背，初发时便当服此。不问疽发何处，发眉发颐，或头或顶，或背或腰，或胁或妇人乳痈，或在手足，服之皆有奇效。如或于乡落之间，僻陋之所，城市药肆又远，或居贫乏之中，无得药材，但虔心服此，亦能取效。仍兼以麦饭石膏，及神异膏涂傅，其效甚奇。

忍冬藤生取一把，以叶入沙盆内，烂研，入瓶子，酒少许，生瓶酒尤佳，调和稀稠得所，涂傅四围，中心大留一口，泄其毒气。仍用

忍冬藤五两，用木捶微微捶损，不可碎　甘草节一两，剉碎

上二味，入沙瓶内，以水二碗，用文武火慢慢煎至一碗，入无灰好酒一大碗，再煎十数沸，去渣，分为三次温服，一日一夜连进吃尽。如病势重，一日一夜要两剂，服至大小肠通利，则药力到。沈内翰云：如无生者，只用干者，终不及生者力大而效速。

此藤凌冬不凋，故名忍冬草，其藤左绕附树延蔓，或在园圃墙篱之上，藤方而紫，叶似薜荔而青，故又名左缠藤。二月开花，五出，微香，蒂带红色。花初开则色白，经一二日则色

① 傅：附着。

黄，故又名之金银花。又名鹭鸶藤，又名金钗股，又名老翁须，在处有之。而本草中不言善治痈疽发背，而近代名人用之疗痈疽发背，往往奇效，其功尤胜于红内消。

神仙截法

治痈疽发背，一切恶疮等，预服此，毒气不内攻，可保无虞。

真麻油一斤，银器内煎数十沸，倾出候冷

上用无灰酒两碗，浸油内约五大盏许，重汤温稍热，通口急服，一日尽之为妙。感疾数日者，亦宜急服之佳。此法传授之于吴安世，云：吾家二世用之，无不验。又闻猎者云：凡误中药箭，急饮麻油则药毒不行。后果于西山亲睹人被虎箭穿股者，号叫不忍闻，急以麻油灌之，良久遂定。又闻郑学谕德甫云：渠尊人曾用之有验，故备录之。

内托黄芪圆

治因用针砭伤其经络，白脓赤汁，逗流不止。

生黄芪去芦，焙剉，八两　当归洗，焙，三两　肉桂去粗皮，不见火　木香　沉香　乳香别研。各一两。诸香并不见火

上为细末，用绿豆粉四两，生姜、自然汁煮糊，圆如梧桐子大，无时候，温熟水吞下四五十圆。

栀子黄芩汤

治发背痈，溃后因饮食有伤，调摄不到，发热不住，用以退热。

漏芦　连翘　山栀子仁　黄芩去心　防风　石韦如无，有取桑白皮代　生①甘草　生犀角屑　人参去芦　苦参去芦　茯苓去

---

① 生：原作"主"，据旧山楼本、礼部本改。

皮。各二钱半　生黄芪一两，去又芦

上为粗末，每服四大钱，水一钟，煎至六分，去渣温服。

忍冬圆

疗渴疾既愈之后，须预防发痈疽，大宜服此。

忍冬草

上不拘多少，根茎花叶皆可用。上入瓶内，以无灰好酒浸，以糠火煨一宿，取出晒干，入甘草少许，碾为细末，以所浸酒打面糊，圆如梧桐子大，每服五十圆至百圆，无时候酒饮任下此药，不特治痈疽，大能止渴，并治五痔诸瘘等证。

神功散

专治发背痈疽，一切疔毒，并瘰疬等，疮已未成患者，效验不可备述。

川乌炮，去皮尖　川黄柏炙，去粗皮

上二味为细末后各等分，用小儿或大人唾津调成膏，如唾少，漱口水亦可。发背痈疽等疮才起者，敷于患处，留头，候药干，用淘米水时常润湿，每日换药敷一次。如疮已成重患将溃烂者，先将槐枝、艾叶煎汤，顿温，将疮洗净，用绢帛展去脓血，以香油润患处，用绵纸仍照患处剪成圆钱，留头贴上，后用药涂于纸，如干，依前用淘米水润，日换一次，听其自然流脓，不可手挤。如敷药后病人疮觉住疼减热即愈。如生肌则腐肉自落，腐而不落者，剪割亦可。最不宜用针，发背不宜贴膏药。凡医疮，屏去别医，止饮别药方可治，忌气怒、房事、劳复并孝服、体气、饮酒之人，饮食忌酒并羊鸡鱼肉，瓜茄姜辣之物。若因气怒反复发肿者，依前治之，如治对口并脑疽，不必洗去旧药，逐次添药，恐动疮口惹风也。

援生膏

治诸般恶疮及瘰疬鼠疮才起者，点破即愈。

血竭一钱　蟾酥三钱　麝香五分　雄黄五钱　轻粉三钱　乳香一钱　没药一钱

上用荞麦秸灰或真炭灰一斗三升，淋灰汤八九碗，用栗柴或桑柴，文武火煎作三碗，取一碗收留，将二碗盛于好瓷器内，候温。将前七味药碾为极细末，入灰汤内，用铁瓢或桑柳枝右搅，又用好细石灰一升入药，灰汤搅匀，取出候冷过宿，盛于小白磁罐内。凡遇诸恶疮，点在当头，一日二次，次日又一次，疮头食破约五分，血水出为妙。恐日久药干，将前收留灰汤和用。

追毒乌金散

治疮口恶肉，毒溃脓血。

巴豆五钱　寒食面一两　好细墨一锭

上为细末，用水和面作饼子，将巴豆包定，休教透气，文武火烧成深黑色，为细末，量疮贴之。用胆汁就和成锭子，新水磨用，扫五七次妙。

解毒圆

治诸外邪热，痈疽肿毒疮疖，筋脉拘挛，寝汗咬牙惊悸。一切毒热，并宜治之。

大黄　牵牛　滑石俱一两　黄连　栀子　黄芩以上俱五钱

上为细末，滴水为圆，如梧桐子大，每服三十圆，温水送下，虚减服之。

乌龙膏 一名乌金散

治一切肿毒痈疽，收赤晕。

木鳖子去壳　半夏各二两　小粉四两　草乌半两

上于铁铫内，慢火炒令转焦，为细末，出火毒，再研。以水调稀稠得所，敷疮四围，中留顶出毒气，或用醋调亦得。

透脓散

治诸痈疽及贴骨痈不破者，不用针刀，一服，不移时自透，累用有验。

蛾口茧用出了蛾儿茧子

上将茧儿烧作灰，用酒调服即透。切不可用两三个茧儿烧服，若服一个只一个疮口，若两三个则疮口多，慎勿轻忽。

通门散

治一切痈疽疖，无头肿痛宣愈。

大黄二两　牡蛎五钱，炒　山栀子三钱　地龙三钱，去土甘草五钱，炒

上为细末，每服五钱，水一盏，煎至六分，去渣温服，以利为度。

乳香拔毒散

治一切疮肿痈疽，消毒。

黄柏二两，去皮　黄芩二两，去腐　地骨皮二两　乳香二钱，另研　没药二钱

上为细末，用井花凉水调作膏子，摊纸上贴肿处，效。

立①效散

治发背，及诸痈疖，及瘰疬，有效，或妇人乳痈，与前方间服，神效。

---

① 立：原缺，依旧山楼本、礼部本补。

紫色皂角刺半斤，不用枯者，细剉耐久炒赤　生粉草二两　乳香别研，半两　没药别研，一两　瓜蒌五个，去皮取肉仁，捣碎炒黄，干不炒

上为细末，每服二钱，温无灰好酒调下，无时候。

生肌散

敛疮口。

木香　槟榔　黄连洗去须

上等分，净器中碾罗为细末，时以敷疮。若疮溃烂，敷了更以常用膏药或云母膏贴之，听脓水白出。若用此药敷后，疮口未敛，白及末、轻粉各少许，和匀敷，即得速效。

黄芪六乙汤

常服此药，终身可免痈疽之疾，仍太①治渴疾，补虚损。

绵黄芪去叉芦净者，六两，一半生焙细剉，一半用盐水湿润，乘饭上蒸三次，焙干，剉细　粉草一两，一半生，细剉；一半炙黄，剉细

上为细末，每服二钱，早晨日午以白汤点当汤水服，若饮时初杯酒调服尤妙。一方用生黄芪六两、甘草一两，哎咀，水煎常服亦可。古人以黄芪号羊肉者此也。

宣毒散

初发或灸后用，敷贴消肿，收赤晕围聚。

露蜂房三两，炒焦　南星　赤小豆各一两　小米一合　生草乌一分　生白矾半钱

上为细末，用淡醋调涂四畔，干即再上。

---

① 太：大也。

灸法

痈疽初发小点，一二日间，急以大蒜头横切如钱，贴其中心，顿小艾炷灸之五壮。而上若形状稍大，以黄秆纸蘸酒全贴，认先干处为筋脚，于先干处灸之，或两处先干皆灸，但五七壮而止。又法：屈指从四围寻按，过①痛处是根，就此重按深入，自觉轻快，即此灸之。更于别处灸，若或大肿，即捣蒜为饼焙干，蘸法醋灸热，更换频罨，或以熨斗火于蒜饼上熨之，更换热饼频熨，如觉患处走散，即以绵帛覆盖，勿令气泄，俟少间敷药。凡痈疽展大如龟之形，且看头向上下，先灸其前两脚，次灸其尾或红筋，走紧而长，从尽处灸之，须留头并后两脚勿灸。若尽灸之，不惟火气壅聚，彼毒无所走散，又攻入里也。或辨认不明，以：

白芷三分　汉椒　桑白皮各一分　连根葱白十片

上取新水煎汤，入酸醋半盏淋洗，少顷，其筋自现，可以辨验头尾。

拔毒散

痈疽肿结通用，能散能溃。

南星上等大白者，一两　草乌头　白芷各半两　木鳖子仁一个，研

上为细末，分两次，法醋入蜜调敷，纱贴之。

蠲毒散

治痈疽肿毒，未结则散，已结则溃，去风排脓。

大南星一两　贝母三分　白芷　赤小豆　直僵蚕焙。各半两

---

① 过：旧山楼本作"遇"。

雄黄二钱

上为细末，初用醋调敷，后用蜜水调敷。

退毒散

痈肿通用。

木鳖子去油　大南星　半夏生　赤小豆　白芷　草乌连皮尖。等分

上为细末，硬则法醋调敷，热焮则蜜水调敷。

神功妙贴散

涂敷痈疽晕内，使脓血化为水出，收晕敛毒。

大南星圆白者　蓖麻子仁各四钱　五倍子淡红者　半夏生白芷梢片　姜黄　贝母　白及各三钱　没药　乳香各二钱　花蕊石散二贴

上为细末，夹和井水入蜜调敷，疮色黯晦，姜汁调敷，从晕边抹，收入里，留中间如钱大贴膏药。若疮开大，全用纱摊药，以旧茶笼内白竹叶尾剪两片如疮势，先贴药上，然后贴疮。久年蓬仰上竹叶亦得，竹叶出水藉药以行之。凡敷药须是细末则不痛。

万病解毒圆

治痈疽发背、鱼脐毒疮、药毒、草毒、桃生毒、蛇兽毒、蛊毒、瘵虫、诸恶疮病。

文蛤即五倍子，两半　山慈菇即金灯花根，一两，洗焙　红牙大戟七钱　全蝎五钱　大山豆根　续随子取仁去油取霜。各半两麝香一钱　朱砂　雄黄各二钱

上件先以前五味入木臼，捣罗为细末。次研后四味，夹和，糯米糊圆，分作三十五圆。端午、七夕、重阳、腊日净室修合。

每服一圆，生姜蜜水磨下，井水浸研，敷患处。解毒收疮，救病神妙。朱砂雄黄，乃疡医五毒攻疡中物也。

加味八味[①]圆

降心火，生肾水，治诸渴疾痈疽，未发前、已瘥后，渴证通用。

好熟地黄焙，二两　山药剉，微炒　山茱萸蒸，取肉，焙。各一两　辣桂去粗皮，半两　泽泻截作块，酒蘸，瓷器盛甑内蒸五次，剉焙　牡丹皮焙　白茯苓各八钱　五味子慢火焙，别研，一两半

上为细末，炼蜜候冷，和圆如梧桐子大，每服三十圆，空心盐汤下。

特异万灵散

治痈疽发背，肿毒等患，神妙。

软石膏烧通红，碗覆在泥地上一宿　大白南星　赤小豆　草乌连皮尖。各半两　乳香别研，二钱

上为细末，蜜水调膏，从外抹收入，留最高处如钱，勿敷。如已破，切忌药入疮口，恐痛，敛毒排脓，不致溃烂，屡效。

神仙太乙膏

治八发痈疽，及一切恶疮软疖，不问年月深浅，已未成脓，并宜治之。蛇虎伤、蜈蚣、犬咬伤、汤火、刀斧所伤，皆可内服外贴。如发背，先以温水洗疮净，软帛拭干，却用绯帛摊膏药贴疮，即用冷水下，血气不通，温酒送下；赤白带下，当归酒下；咳嗽及喉闭，缠喉风，并用新绵裹膏药，置口中含化；一切风赤眼，用膏捏作小饼，贴太阳穴，后服，以山栀子汤送

---

① 加味：此二字缺，依旧山楼本、礼部本补。

下；打扑伤损，外贴内服，橘皮汤下；腰膝痛者，患处贴，患内服，盐汤送下；唾血者，桑白皮汤下；诸瘘，先以盐汤洗净诸疮，并量大小，以纸摊贴，每服一圆，如樱桃大，蛤粉为衣，其膏可收，十年不坏，愈久愈烈。一方久远瘵病同上，瘘疮盐汤洗贴，酒下一圆；妇人血脉不通，甘草汤下；一切疮疖，并肿痛疮及疥癞，别炼油少许，和膏涂之。

玄参　白芷　当归　赤芍药　肉桂去粗皮　大黄　生地黄各一两

上剉碎，用麻油二斤浸，春五夏三秋七冬十日，火熬黑色，滤去渣，入黄丹一斤，青柳枝不住手搅，候滴水中成碌不黏手为度，倾入瓷器中，以砖盖口，掘窖子埋阴树下，以土覆三日出火毒，欲服，圆如鸡头子大。

消毒膏

治五发恶疮，消肿散毒。

黄芪　当归　川芎　杏仁　白芷　白蔹　零陵香　槐白皮柳枝嫩者　木鳖子仁　甘松各半两　乳香　没药各三钱　麝香朱红　朱砂各半钱　黄丹炒紫色　黄蜡各半斤　芝麻油一斤　轻粉一钱

上将药剉碎，油浸七日，木炭火上煎杏仁焦色，滤去渣，下黄蜡，候熔开出火，下黄丹急搅百十转，下乳没麝等六味，不住手搅至凝，瓷器内收贮，白光绢摊贴之。

神异膏

治发背痈疽，诸般恶毒疮疖，其效如神。治疽疾，先以麦饭石膏涂敷，俟其疮根脚渐收，止于径寸大，却用神异膏贴之收口。此药随其人病深浅，取效合时。不可与妇人、鸡犬猫、厌秽物见之。

玄参半两　绵黄芪三分　杏仁去皮尖，切一两　全蛇蜕盐水洗，焙半两　男子乱发洗净，焙干，半两　露蜂房净剉一两，用有蜂儿者为妙　黄丹飞罗细，五两

上用真麻油一斤，同发入银铫中，文武火熬，候发焦熔尽，以杏仁投入，候变黑色，用好绵滤去渣，再将所熬清油入铫内，然后入玄参、黄芪，慢火熬一二时取出，铫子安冷炉上半时久，火力稍息，旋入露蜂房、蛇蜕二味，将柳枝急搅，却移铫于火上，不住手搅，慢火熬至紫黄色，用绵滤过。复入清油在铫内，乘冷投黄丹，急搅片时，又移铫于火上，以文武慢火熬，不住手柳枝搅千余转，候药油变黑色，滴于水中凝结成珠，则是膏成就。若珠子稀，再熬少时，必候其得所，然后瓷器内收封待用。或恐偶然熬火太过，稍硬难于用，却少将蜡熬麻油在内，以瓷器盛封盖，于甑上蒸，乘热搅调收用。膏药熬成了，须连所盛瓷器置净水中，出火毒一昼夜，歇三日方可用。日换两次，夜换一次。熬此膏药极难于火候，须耐烦看火紧慢，火猛则药中火发，不特失药性，又伤人面目，救助不及，千万谨戒。膏药方甚多，不下数十，治疽之时，神效无出于此方，千金不换，杖疮尤妙。

万金膏

治痈疽发背，诸般疮疖，从高坠堕，打扑伤损，脚膝生疮，远年臁疮，五般痔瘘，一切恶疮。又云：专治发背，神妙不可具言。若初觉或做疮，用牛皮胶熬令稀稠得所，如药化摊在毛头纸上，于初觉处，或有做疮处贴，次用软布帕子二条，于酽米醋内煮令热，漉出互相于胶纸上，乘热蒸熨。不可令布帕冷，布帕二条不可都齐漉出，常留一条在醋内煮，候蒸熨。得一条

冷却，于醋内取热布蒸，冷布却入醋内煮，庶几常得热布替换熨蒸，即易见效。若疮痒，乃是药攻其病，须忍痒，不止蒸熨。直候脓出将尽，即浓煎贯众汤候温，洗去胶纸，次日依前更洗。若尚有脓，又如前法蒸熨，虽连数日，蒸熨不妨，但要疮中脓尽疮干为度。然后用生肌红玉散掺在疮上，即以万金膏贴。每日一上或两上，每用再蒸熨，并如前先铺胶纸于疮上熨了，亦如前用贯众汤洗去胶纸。

龙骨　鳖甲　苦参　乌贼鱼骨　黄柏　草乌　黄连　猪牙皂角　黄芩　白及　白蔹　木鳖子　当归　白芷　川芎　厚朴去粗皮。各一两　槐枝　柳枝各四寸长，二十一条　乳香别研　没药别研。各半两　黄丹水飞净，炒过，一斤八两　清麻油四斤，入前药煎紫赤色，去渣，秤净油三斤

上除乳、没、丹外，余药入油内慢火煎，候白芷焦色，去渣，入黄丹一半，不住手搅令微黑色，更入黄丹仍搅，待滴入水中成珠不黏手为度，搅温下乳没末亦搅①匀，瓷器盛。用时量疮大小，摊纸贴之。治诸恶疮，加自然铜、肉桂各一分。一方无当归。

白龙膏

治头面五发恶疮及烧汤冻破溃烂，止痛生肌，清血脉，消毒散肿，通气脉，如神至，可无瘢痕。

轻粉五钱，另研　白薇　白芷　白蔹　黄芪　商陆根　柳白皮　桑白皮以上各一两　乳香二两，另研　定粉另研　黄蜡以上各八②两　杏子油一斤，如无，用芝麻油

---

① 搅：原缺，依旧山楼本、礼部本补。
② 八：原缺，依旧山楼本、礼部本补。

上七味剉，油内揉浸一日，于木炭火上煎，令白芷黄色，滤去渣，于油中下黄蜡、乳香，候熔开出火再滤，候微冷下轻粉、定粉，急搅至冷，瓷盒内收贮。每用绯绢上摊用之。

磨风膏

治头面五发，疮肿疥癣等疾，及汤火破伤磨风，止痛灭瘢痕。

白附子　白芍药　白茯苓　零陵香　白及　白蔹　白芷　白檀　藿香　升麻　细辛　黄芪　甘草　杏仁去皮尖。以上各一两　脑子　瓜蒌根一两　大瓜蒌二两，去皮　黄蜡　芝麻油一斤

上先药十四味剉，油内浸百日，于腊日慢木炭火上银石器内煎至白芷微黄色，离火入瓜蒌二味著内煮百沸，重绵滤去渣。再慢火上炼油香，下削净黄蜡，熔开为度，倾在瓷器内收贮，上掺脑子蜜封。旋用磨风涂之。

金丝万应膏

治擒扑伤损，手足肩背并寒湿脚气，疼痛不可忍，小儿脾疳泻痢，咳嗽不肯服药者。

沥青二斤半　威灵仙二两　蓖麻子一百枚，去皮壳，研　黄蜡二两　木鳖子二十八枚，去壳切片，研　没药　乳香各一两。别研　麻油夏二两，春秋三两，冬四两

上先将沥青同威灵仙下锅熬化，以槐柳枝搅，候焦黑色，重绵滤过。以沥青入水盆，候冷成块，取出秤二斤净，再下锅熔开。下麻油、黄蜡、蓖麻、木鳖子泥，不住手槐柳枝搅匀。须慢火，滴入水中不黏手，扯拔如金丝状方可。如硬，再旋加油少许；如软，加沥青。试得，如法却下乳没末。起锅在炭火上，再用槐柳条搅数百次。又以粗布滤膏，在水盆内扯拔如金

丝，频换水，浸一日，却用小铫盛顿。如落马坠车，于被伤疼痛处，火上炙热贴，透骨肉为验。连换热水数次浴之，则热血聚处自消。小儿脾疳贴患处，泻痢贴肚上，咳嗽贴背心上。

洗药神硝散

专治痈疽溃烂臭秽。

蛇床子二两，碾破　朴硝一两

上二味和匀，每用三钱，水一碗，煎三五沸。通手洗疮上，用后药掺之。

圣效散

收敛疮口。

黄柏一两，去粗皮，细切炒至赤黑色　穿山甲一两，炒令黄色
槟榔　木香各半两。炒令黄色　鸡肫腔七枚，生用

上为细末，每用少许，候大脓出尽，洗净方可干掺疮上。

善应膏

治诸般恶疮肿毒，发背脑疽，疬子牙肿，打扑接骨，闪肭①刀斧伤，枚②疮，蛇虫毒，狗马咬，汤火，漆疮，疥癣，贴之即愈。又治妇人吹乳，以药圆如梧桐子大，新汲水下二十圆。肺痈、肠痈亦可为圆吞服，温酒、米饮或北梗、甘草煎汤皆可。不可犯荤手及火焙。

上等黄丹八两，研细　白胶香　明没药　滴乳香并，别研
大当归　川白芷　杏仁去皮尖　大黄　草乌　川乌　赤芍药
槟榔　生干地黄　土苄　沥青别研入　乱发净洗。以上各一两

---

① 闪肭：扭伤筋骨或肌肉。
② 枚：旧山楼本作"杖"。

上除乳香、没药外，将磁石铫盛香油一斤，浸药一宿，慢火煎熬诸药黑色，再入葱白、乱发煎少时，用生绢帛滤去渣，留下一两药油。复将所滤油于慢火上熬，却将黄丹入油内，用长柳条、槐条不住手搅，候有微烟起，提起药铫，将柳条点滴在水面上，凝结成珠不散方成膏。如不成珠，再熬，直待成膏。提起药铫，搅无烟出，却入乳香、没药、白胶末，搅匀，倾出瓷器内。将元①留下浸药铫一并收拾器内，用新汲水一日一换，将药器坐放水内三日，出火毒方可用之。如膏药硬，约量加黄蜡、清油入膏内，搅匀得所。

---

　　① 元：《春秋繁露·垂政》："元犹原也。"

疔疮论

　　夫疔疮者，皆由脏腑积受热毒邪风，相搏于经络之间，以致血气凝滞，注于毛孔、手足、头面，各随五脏部分而发也。其形如粟米，或疼或痒，以致遍身麻木，头眩寒热，时生呕逆，甚则四肢沉重，心惊眼花。盖疔肿初发时，突起如钉盖，故谓之疔。疔疮含蓄毒气，突出寸许，痛痒异常，一二日间害人甚速，是尤在痈疽之上也。《内经》以白疔发于右鼻，赤疔发于舌根，黄疔发丁口唇，黑疔发于耳前，青疔发于目下，盖取五色之应五脏，各有所属部位而已。然或肩、或腰、或足，发无定处；如在手足、头面、骨节间者最急，其余犹可缓也。《千金方》论疔疮有十三种：一曰麻子疔，其状肉起，头如黍米，色稍黑，四边微赤，多痒。忌食麻子油，衣麻衣，并入麻田中行。二曰石疔，其状皮肉相连，色如黑豆，甚硬，刺之不入，肉微痛。忌瓦砾、砖石之属。三曰雄疔，其状疱起，头黑靥，四畔仰，疱浆起，有水出，色黄，大如钱孔，形高者。忌房室①。四曰雌疔，其状疮稍黄，向里靥，亦似灸疮，四面疱浆起，心凹，色赤，如钱孔者。忌房室。五曰火疔，其状如汤火烧灼，疮头黑靥，四边有烟浆，又如赤粟米者。忌火烧烙。六曰烂疔，其状色稍黑，有白斑，疮中溃有脓水流出，疮形大小如匙面者。忌沸热食烂物。七曰三十六疔，其状头黑浮起，形如黑豆，四畔起赤色，今日生一，明日生二，及至十。若满三十六，药所不能治，未满三十六可治。忌嗔怒、蓄积愁恨。八曰蛇眼疔，其状疮头黑皮浮生，形如小豆，状似蛇眼大，体硬。忌恶眼人

---

　　① 房室：即"房事"。下同。

看，并嫉妒人见，忌毒药。九曰盐肤疔，其状大如匙面，四边皆赤，有黑粟粒起。大忌食盐。十曰水洗疔，其状大如钱，形如钱孔，疮头白，里黑黯，汁出中硬。忌饮浆水、水洗、渡河。十一曰刃镰疔，其状阔狭如薤叶大，长一寸，左侧肉黑如烧烙。忌刺及刀镰切割，铁刃所伤，可以药治，不可乱攻。十二曰浮沤疔，其状疮体圆曲，少许不合，长而狭如薤叶大，内黄外黑，黑处刺之不痛，黄处刺之痛。十三曰牛狗疔，其状肉色，疱起掐不破。以上疗疮十三种，初起疮心先痒后痛，先寒后热，热定则寒，多四肢沉重，心惊眼花。若大重者则呕逆，呕逆者难治。其麻子疔一种，始末惟痒，初录忌者，不得触犯，触犯者发作难治疗。其浮沤疗、牛狗疗两种无所禁忌，纵不疗亦不能杀人，其状寒热与诸疗不同，皆宜将护，依法治疗。其诸疗或脊强疮痛，极甚不可忍者，是触犯禁忌也。又有所谓红丝疔、鱼脐疔之类，其名甚多。其红丝疔者，或生手足间，有红丝一条，急宜用针刺断，不然其丝入心，必难治矣。鱼脐疔者，其状有似鱼脐也。凡疗疔疮，皆宜刺疮中心至痛处，又刺四边十余下，令血出，去恶血，敷药，药力得入针孔中则佳。若不达里，药力不到，又看口中、颊边、舌上有赤黑如珠子者是也。诸疗名目虽多，其治法略同，初起宜以针刺出毒血，将蟾酥圆或回疗锭子之类从针孔挺入之，上用膏药贴之，仍服飞龙夺命丹发汗，及五香连翘、漏芦汤之类，并清心之剂。盖诸疮皆属心火，心清则毒气消散而易愈矣。

追毒丹

取黄去疔头，追脓毒立效。

蟾酥一钱，干用酒化 蜈蚣酒浸，炙干黄 硇砂一钱 白丁香一钱，无此味加巴豆 巴豆七粒，去壳不去油 雄黄二钱 轻粉一

钱　朱砂二钱，为衣

上总为细末，面调水为圆，如圆不就，用酒打面糊为圆，如麦大，两头尖，入于针破口内，用水沉膏贴之，后用膏药及生肌药追出脓血毒物。又如有黑陷漏疮者，四围死败肉不去不生肌者，不可治也。亦用此药追毒，去死肌败肉，生新肉，愈矣。小者用一粒，大者加用之。病轻者不必用针，只以手指甲爬动于疮顶上安此药，水沉膏贴之。其疮即时红肿为度，去其败肉为妙，用之神效立验。

水沉膏

将白及末放在盏内，用水沉下去，用纸贴之。如用膏，不可用生肌药。凡用拈点之药，用此膏围贴则不伤好肉。

追疔夺命汤

秘方速效，能内消肿。

羌活　独活　青皮多用　防风多用　黄连　赤芍药　细辛
甘草①　蝉蜕　僵蚕　脚连即鸡爪黄连，各等分　加河车　泽兰
金银花

有脓加　何首乌　白芷

要利加　青木香　大黄　栀子　牵牛

在脚加　木瓜各等分

上吹咀，每服五钱，先将一服加泽兰少用叶，金银花各一两，生姜十片，同药擂烂，好酒旋之热服。不吃酒者水煎为妙，然后用酒水各一盏半，生姜十片，煎至热服，汗出为度。病退减后，再加大黄二钱，煎至热服，再以利一两次，去余毒为妙。

---

①　甘草：旧山楼本为"甘草节"。

此方以药味观之，甚若不切，然效速于神验，万无一失，累用累效。如有别证再出，宜随证加减，治之速效。

　　若心烦呕吐加　甘草节一钱　豆粉酸浆水下

　　呕逆恶心加　乳香　豆粉甘草汤下

飞龙夺命丹

专治疔疮发背、脑疽、乳痈疽、附骨疽，一切无头肿毒恶疮，服之便有头，不痛者服之便痛，已成者服之立愈。此乃恶证药中至宝，病危者服之立可矣，万无一失。此乃家传之秘方，一生受用，不敢轻泄，神速之验，即愈立效。

　　蟾酥二钱，干者酒化　血竭一钱　乳香二钱　没药二钱　雄黄三钱　轻粉半钱　胆矾一钱　麝香半钱　铜绿二钱　寒水石一钱　朱砂二钱，为衣　海羊二十一个，即蜗牛是也　脑子半钱，无亦可　天龙一条，酒炙黄，去头足，即蜈蚣是

　　上为细末，先将海羊连壳研为泥，和前药为圆如绿豆大。如圆不就，入酒打面糊为圆。每服二圆，先用葱白三寸，令病人嚼烂，吐于手心，男左女右，将药圆裹在葱白内，用无灰热酒三四盏送下，于避风处以衣盖覆之，约人行五里之久，再用热酒数杯以助药力，发热、大汗出为度矣。

　　初觉二圆即消；如汗不出重者，再服二圆，汗出即效；三五日病重者，再进二圆即愈。如疔疮走黄过心者，难治之，汗出冷者亦死矣。如病人不能嚼葱，擂碎裹药圆在内，热酒送下，疮在上食后服，疮在下食前服。服此药后忌冷水、黄瓜、茄子、油、猪、鸡、鱼肉、湿面，一切发风发疮毒类之物不可食之，又忌妇人洗换、狐臭。百发百中，此药活人多矣。

拔黄药

用蟾酥、飞罗面为圆，如梧桐子大，可将一圆放在面前舌

下，即时黄出。

百二①散又名护心散

治发疔疮烦躁，手足不住发狂者，急宜服之。

甘草节　绿豆粉　朱砂各等分

上为细末，每服三钱，熟水调下。

蟾酥膏

治疔疮。

卜取蟾酥，以白面黄丹搜作剂，圆如麦颗状。用指甲抓动疮上插入，重者针②破疮头，以一粒纳之，仍以水沉膏贴之。

回疮锭子

治疔疮大效。

草乌头一两　蟾酥七粒　巴豆七个，去皮　麝香一字

上为细末，面糊和就，捻作锭子。如有恶疮透疔，不痛无血者，用针深刺至痛处，有血出，以此锭子抵之，上用膏药贴之，疔疮四畔抵之，其疔三二日自然拔出。此药最宜，紧用此证，大抵与伤寒颇类，其中亦有可针镰砭射出血者，亦有久而败烂出脓者，其间变异百端，不可不慎也。

内托连翘散

疔疮出时，皮色不变及不疼痛，按摇不动，身发寒热，便是此疮。有水疔、鱼脐疔、紫燕疔、火疔诸般疔疮。如疮黄，于黄上用针刺，仍服内托散，自然消散。

连翘　白芷　生地黄　赤芍药各一两　大黄去皮　黄栀去顶蒂

---

① 二：旧山楼本作"一"。
② 针：旧山楼本作"钉"。

薄荷叶各七钱　朴硝二两　黄芩去心，半两　甘草一两半

上为粗末，每服一两，水一碗，灯心竹叶煎七分。其人喘，加人参少许，大病只三四服愈。如服了心烦呕，用不二散止之。

不二散

甘草半两　绿豆粉一两

上为末，分作二服，酸齑水下。

破棺丹

治疗黄走胤不止。

当归　赤芍药　山栀子　牵牛以上各二两半　连翘　牡蛎金银花　紫花地丁各一两半　京三棱　甘草各二两　加大黄三两半

上为细末，炼蜜和圆如弹子大，每服一圆，食前用童子小便化开服。忌饮酒及生冷硬物。

返魂丹

治十三种疔疮。

朱砂　胆矾各一两半　血竭　铜绿　蜗牛生用。各一两　雄黄白矾枯。各二两　没药　蟾酥各半两　麝香少许　轻粉一钱

上将蜗牛、蟾酥研烂，余药研为细末，同研和圆如鸡头实大，每服一圆，令病人先嚼葱白三寸吐在手心①内，将药圆裹在葱内，用热酒一盏吞下。如重车行五②里许，有脓出即瘥，如不能嚼，将葱研烂，裹药服之，极有效验。

立马回疔丹

治疗疮走胤不止。

---

① 手心：原缺，依旧山楼本、礼部本补。
② 五：原缺，依旧山楼本、礼部本补。

金脚信　蟾酥　血竭　朱砂　没药以上各半钱　轻粉　龙脑
麝香以上各一字

上为细末，用生草乌头汁和，作锭如麦子大。用时将疮顶刺破，将药一锭放疮口内，第二日疮肿是效。

治疗走了黄打搅将死者

牡蛎　大黄　山栀子　金银花　木通　连翘　牛蒡子　地骨皮　乳香　没药　皂角刺　瓜蒌

上各等分，剉碎，每服半两。气壮者加朴硝，用水一碗，酒半碗煎。一服定愈，救命仙力也。

芫花根膏

治鱼脐疔疮，久①治不瘥者。

芫花根二两　黑豆三合　猪牙皂角五挺　白矾三两，煅，研细

上用醋一斗，将前三味先浸三日，于釜中以火煎至二升，去渣，却入铛中煎至一升，入白矾末搅令匀，去火成膏。但是鱼脐丹恶疮，摊于帛上贴，日二易之。

回疮蟾酥锭子

治疗疮毒气攻心欲死。以针刺其疮，向心行处，但觉痛有血处下锭子；若累刺至心侧，近皆不痛无血者，急针百会穴。痛有血者下锭子；若无血，以亲人热血代之，犹活三四，况疮初发，无有不效。大抵疗疮生于四肢及胸背头项骨节间，唯胸背头项最急，初生痛痒不常，中陷如钉盖，撼之有根，壮热恶心是也。

---

① 久：原作"又"，据旧山楼本及文义改。

天南星　款冬花　巴豆仁　黄丹　白信以上各一钱　独活五分　斑蝥去头足，十个

上为极细末，用新蟾酥和药如黍米大，捻作锭子。每遇疔疮，先以针刺其疮，必不知痛，有血出者下锭子；如觉痛，不须再用；若更不知痛，再随疮所行处迎夺刺之，至有血知痛即止。其原疮亦觉疼痛，以膏药贴之，脓出自瘥。用锭子法度，以银作细筒子一个，约长三寸许，随针下至疮痛处，复以细银丝子纳药于筒内，推至痛处。

麝香蟾酥圆

治一切痈疽发背，疔疮内毒，如未破用针刺破，捻药在内，膏药贴之，其疮即溃。

蟾酥五分　人言一钱　雄黄一钱　巴豆十个，去皮油　轻粉五分　乳香五分　麝香少许　寒水石三钱

上为细末，滴水为圆，作锭子如小麦粒大。量疮大小用之，寒食面糊为圆。

铁粉散

专治冷疔疮，经久不效，用此药大妙。

多年生铁三钱，炒过　松脂一钱　黄丹五分　轻粉五分　麝香少许

上为细末，用清油调涂疮口，立效。

铁罐膏

治一切恶疮内毒，此药止痛，追死肉。

桑柴灰　荞麦秸灰　石灰各一碗　炭灰少许

上用瓦罐一个，底旁钻穴一个，塞住。将前项灰填在内，用水注满，厚纸封固。一伏时，用芦筒插在罐孔内淋之，尽其

水，不用灰罐。将淋灰水于锅内慢火熬，用铁片续续搅，休教煿定锅。稀稠滴在水内不散为度。用铁罐子盛之封了口，或有诸般疮及肠风痔瘘，量疮用之妙。

五圣散

治疔疮。

皂角针二两　瓜蒌一个　大黄　金银花　生姜　甘草各一两

上咬咀，用好酒二升，同煎至八分，去渣，不拘时温服。

滴滴金

治疔疮。

硇砂　轻粉　人言　雄黄　朱砂各一钱　麝香少许

上为细末，每用些少，先以针刺开疮头，贴药，黄水出效。

走马赴筵丹

治疔疮。

没药　乳香　蓬砂　硇砂　雄黄　轻粉以上各三钱　片脑一分　麝香少许

上为细末，蟾酥汁和为圆，如黄米大①。每服一圆，温酒送下。

夺命返魂散

治一切疔疮，增②寒发热，昏闷不语，肿遍皮肤，不思饮食，并皆治之。

大黄　连翘　山栀子各二钱，俱为末　巴豆　杏仁各二钱，麸皮与豆同炒黑色，研为极细末　牵牛头末　苦丁香各一钱　人言

---

① 大：原作“人”，据旧山楼本、礼部本及文义改。

② 增：通“憎”。《墨子·非命下》：“帝式是增。”毕沅云：“增、憎字通。”

五钱，用大蒜五个，去心，填入言同烧过性，研为细末

上为细末，研匀，每服半钱，病重者服一钱，用新汲井华水调下，一服见效。如病重无脉者，吃下药一顿饭时，吐了药便医不得，吐不了药即活。

四圣旋疗散

治疗疮生于四肢。其势微者。先以好醋调药涂上，以纸封之；次服内托里之药，其疗自旋出根。

巴豆仁五分　白僵蚕　轻粉　硇砂以上各二钱半

上为细末，醋调用之。

瘰疬论

夫瘰疬疮者，有风毒、热毒、气毒之异，瘰疬结核，寒热之殊。其证皆由忿怒气逆，忧思过甚，风热邪气内搏于肝经。盖怒伤肝，肝主筋，故令筋缩结蓄而肿也。其候多生于颈项胸腋之间，结聚成核，初如豆粒，后若梅李，累累相连，大小无定。初觉增寒壮热，咽项强痛，肿结不消者，便当服散肿溃坚汤，或五香连翘、漏芦汤之类散之，或用牡蛎大黄汤疏利三两行，疮上可用十香膏之类贴之，及诸淋洗敷贴等药治之，庶得消散。若不散，可用内消圆之类消之，或隔蒜灸之，仍断欲息气，薄滋味调理之。不然恐日久变生寒热咳嗽，而成痨瘵之疾，不可治矣。又有马刀疮，亦生于项腋之间，有类瘰疬，但初起其状如马刀，赤色如火烧烙，极痛，此疮甚猛，宜急治之，不然多成危殆也，临证辨之。

是斋立应散

治瘰疬神效，已破未破皆可服。

连翘　赤芍药　川芎　当归　甘草炙　滑石研。各半两　黄芩　白牵牛生取末　川乌尖七个　土蜂房蜜水洗，饭上蒸，日干。各二钱半　地胆去头翅足，拌米炒，米黄为度，去米秤三钱

上为细末，每服抄一大钱匕，浓煎木通汤调下，临卧服。毒根从小便中出，涩痛不妨，毒根如粉片块血烂肉是也。如未效再服，继以薄荷丹解其风热，且地胆性带毒，济以乌尖，或冲上麻闷，不能强制，嚼葱白一寸，茶清下以解之。如小便涩，灯心汤调服五苓散，疮处用好药膏药贴。若疗痈疽，用此宣导恶毒，本方去黄芩不用。

柴胡连翘汤

治男子妇人马刀疮。

柴胡　连翘　知母酒制　黄芩炒。以上各半两　黄柏酒制
生地黄　甘草炒①。以上各二钱　当归尾一钱半　中桂三分　牛蒡
子二钱　瞿麦穗六钱

上剉如麻豆大，每服三钱或五钱，水二大盏，煎至一盏，
去渣，食后稍热，时时服之。

薄荷丹

解瘰疬风热之毒，自小便宣毒，后常须服。

杜薄荷　皂角不蛀者去弦皮　连翘　何首乌米泔浸　蔓荆子
京三棱煨　荆芥各一两

上为末，好豉二两半，以米醋煎沸，洒豉淹令软，研如糊，
和圆桐子大，每三十圆，食后熟水下，日一服。病虽愈，常
服之。

神秘散

治瘰疬。

斑蝥去头足翅，面炒，二十一个　荆芥穗　直僵蚕炒，去丝嘴
黑牵牛微炒，取末。各二钱

上细末，每服一钱，五更好酒调下，日中当取下恶物。如
不下，次日五更再进一服，或更不下，第三日五更先吃秫米粥
一盏，次服此药，其毒决下。如小便痛涩，以葱茶解之，或木
通、灯心煎汤利之。

---

① 炒：旧山楼本作"炙"。

雌雄散

治瘰疬。

斑蝥一雌一雄，足翅全者，新瓦焙焦，去头翅足　贯众二钱　鹤虱　甘草各一钱

上细末，作两服。饱饭后，好茶浓点一盏调下。

连翘散坚汤

治耳下至缺盆或至肩上生疮，坚硬如石，动之无根，名曰马刀，从手足少阳经中来也。或生两胁，或已流脓，作疮未破者，并皆治之。

连翘　黄芩生用　芍药　当归尾酒制　京三棱细剉　广茂①同三棱酒制。各半两　草龙胆酒制，二两　黄芩酒炒，二次　黄连酒炒，二次　苍术米泔浸。各二钱　土瓜根酒炒，一两　柴胡一两二钱　甘草炙，二钱

上件一半为末，炼蜜和圆如绿豆大，每服一百圆，或百五十圆。一半㕮咀，每服半两，水一盏半，浸半日，煎至八分，去渣，临睡热服。头下脚高，去枕而卧。每口作十次咽，留一口送下圆药，卧如常。

遇仙无比圆

专治瘰疬。

白术　槟榔　防风　黑牵牛半生半炒　蜜陀僧　郁李仁汤泡，去皮　斑蝥去翅足，用糯米同炒，去米不用　甘草以上各五钱

上为细末，面团②为圆，如梧桐子大。每服二十圆，早晚

---

① 广茂（guǎngshù 广述）：一名蓬莪术。
② 团："团"旧山楼本、礼部本作"糊"。

煎甘草槟榔汤送下。服至一月，觉腹中微疼，于小便中取下疬子毒物，有如鱼目状。已破者自合，未破者自消。

蝙蝠①散

治瘰疬多年不瘥。

蝙蝠一个　猫头一个

上同烧作灰，撒上黑豆煅，其灰骨化碎为细末。湿即干掺，干则油调，敷。内服五香连翘汤效。

白花蛇散

治九漏瘰疬，发于项腋之间，或痛或不痛。

白花蛇酒浸，去皮骨，焙，二两　生犀角二钱　牵牛半炒半生，一两　青皮五钱

上为细末，每服一钱，入腻粉②半钱，研匀，五更糯米饮调服。已时下恶物，乃瘰疬之根也。更候十日，再服一服，忌发风热毒物，已成疮者，一日可效。

四圣散

治瘰疬，服白花蛇散，转利后，服此药调之，永去其根。

海藻洗　石决明煅　羌活　瞿麦穗各等分

上为细末，每服二钱，米汤调下，清水尽为度。

散肿溃坚汤

治马刀疮，结硬如石，或在耳下至缺盆中，或至肩上，或于胁下，皆手足少阳经中，及瘰疬遍于颏，或至颊车，坚而不溃，在足阳明经中所出。或二疮已破，乃流脓水，并皆治之，

①　蝙蝠：此二字缺，依旧山楼本、礼部本补。
②　腻粉：即"轻粉"，下同。

卷
上

四
九

卧时服药，斟酌病人饮食多少，大便硬，以意料之则可。

知母酒浸，洗　黄柏酒炒　瓜蒌根酒浸①　昆布　桔梗以上
各半两　广茂洗炒　京三棱酒洗，炒　连翘以上各三钱　升麻六分
黄连　白芍药　葛根以上各二钱　当归梢　柴胡　甘草以上各半
钱　草龙胆四钱，酒洗，炒　黄芩梢一钱半，一半酒洗，一半生

上㕮咀，每服六钱，水二盏，先浸多半日，煎至一盏，去
渣热服。于卧处伸足在高处，头微低，每噙一口作十次咽，至
服毕。依常安卧，取药在胸中停蓄也。另攒半料作细末，炼蜜
为圆，如绿豆大，每服一百圆或百五十圆，此药汤留一口送下，
更加海藻半两炒。

瞿麦饮子

治瘰疬马刀并治。

瞿麦穗半斤　连翘一斤

上为粗末，水煎，临卧服此药，经效。多不能速验，宜待
岁月之久除也。

海菜圆

治病生于头项上交接，名蛇盘病，宜早治之。

海藻菜荞麦炒　白僵蚕微炒，去丝嘴

上等分为细末，海藻菜旋炒研筛，汤泡白梅取②肉，减半，
用所泡汤为圆，如梧桐子大，每服六七十圆，食后临卧，米饮
送下，其毒自大便内泄出。若与淡菜连服为妙，盖淡菜生于海
藻上，亦治此病。忌豆腐、鸡、羊、酒、面，日五六服。

---

① 浸：旧山楼本作"洗"。
② 取：原书漫漶，旧山楼本作"取"。

琥珀膏

治颈项瘰疬，初发如梅子，肿结硬强，渐若连珠，或穿穴脓溃，肌汁不绝，经久难瘥，渐成瘘疾，并皆治之。

琥珀一两　木通　桂心　当归　白芷　防风　松脂　朱砂研　木鳖去壳。各半两　麻油二斤　丁香　木香各三分

上件药先用琥珀、丁香、桂心、朱砂、木香五味捣罗为末，其余药并细剉，以油浸一宿于铛中，以慢火煎，候白芷焦黄漉出，次下松脂末，滤去渣，再澄清油，却安铛中慢火熬。下黄丹一斤，以柳木篦不住手搅，令黑色，滴入水中成珠子不散，看硬软得所，入琥珀等末，搅令匀，于瓷器内盛之，每使时看大小，用火炙纸上匀摊贴之。

蜂房膏

治热毒气毒结成瘰疬。

露蜂房炙　蛇蜕　玄参　蛇床子　黄芪剉。各三分　杏仁二两半　乱发鸡子许　铅丹　蜡各二两

上先将前五味剉细，绵裹，用酒少许，浸一宿，勿令酒多。用油半斤，内杏仁、乱发，煎十五沸。待发消尽，即绵滤，更下铛中，然后下丹、蜡，又煎五七沸，即泻出于瓷盆中盛取，贴疮上，一日一换。

槟榔散

治气毒瘰疬，心膈壅闷，不下饮食。

槟榔　前胡去芦　赤茯苓　牛蒡子炒。各一两　人参去芦　枳壳去瓤，炒　沉香　防风去芦。各半两　甘草剉，炙，一分

上剉碎，每服四钱，以水一盏，入生姜半分，煎至六分，去渣，空心及晚食前温服。

射干连翘汤

治瘰疬寒热。

射干　连翘　玄参　赤芍药　木香　升麻　前胡　山栀仁
当归　甘草炙。各一两　大黄炒，二两

上咬咀，每服三钱，水一盏，煎七分，去渣，入芒硝少许，食后温服，日再服。

瓜蒌子散

治瘰疬初肿，疼痛寒热，四肢不宁。

瓜蒌子　连翘　何首乌　皂荚子仁　牛蒡子微炒　大黄微炒
白螺壳　栀子仁　漏芦　牵牛微炒　甘草生。各一两

上为细末，每服二钱匕，食后温酒调下。

荔枝膏

治瘰疬。

荔枝肉一两　轻粉　麝香　白豆蔻　川芎　砂仁　朱砂
龙骨　血竭　乳香各一钱　全蝎五个

上将荔枝肉擂烂软，米饮和为膏，看疮大小摊贴，如有三五个者，止去点为头者妙。

枳①壳圆

治疮疽热痛，肿瘰疬。

枳壳麸炒，去穰　牵牛炒，取头末　木香　青皮以上各一两
甘草　大黄

上为细末，用皂角长一尺许者三锭，约三两，炮焦捶碎，以好酒煮软，接取汁，熬膏稠黏，和前药末为圆，如梧桐子大。

---

① 枳：原缺，依旧山楼本、礼部本补。

每服三五十圆，食后葱茶下，日进二服。

皂角煎圆

治风毒瘰疬。

皂角不蛀者三十锭，内十锭炮黑，十锭酥炙，十锭用水一钟，煮软揉汁用度　何首乌　玄参　薄荷叶以上各四两

上为细末，与前膏子同炼蜜为圆，如豌豆大。每服三四十圆，食后温水送下。

内消圆

治疮肿初生及瘰疬结核，热毒郁滞，服之内消矣，大效。

青皮　陈皮以上各二两　牵牛八两。取头末二两　薄荷叶皂角以上各八两。不蛀者，去粗皮槌碎，用冷水一斗，煮令极软，揉汁去渣用，熬成膏

上将青皮、陈皮末并牵牛末和匀，用前膏子和圆，如浆①豆大。每服三十圆，食后荆芥茶、清温水皆可下。

柴胡通经汤

治小儿项侧有疮，坚而不溃，名曰马刀。

柴胡　当归尾　生甘草　连翘　黄芩　牛蒡子　京三棱桔梗各一钱半　黄连一钱　红花少许

上作一服，水二钟，煎至一钟，食后服。亦治瘰疬，此是攻里内消之剂。

消肿汤

治马刀疮。

柴胡　黄芩生用。各二钱　黄连　牛蒡子炒。各五分　黄芪

---

① 浆："浆"字旧山楼本、礼部本作"绿"。

瓜蒌根各一钱半　连翘三钱　当归尾　甘草各一钱　红花少许

上咬咀，每服半两，水二大盏，煎至一盏，去渣，食后稍热服，忌酒湿面。

十香膏

治五发恶疮，结核瘰疬，疳瘘疳痔。

沉香　麝香以上各一钱　木①香　丁香　乳香　甘香②　白芷　安息香　藿香　零陵香各五钱。为细末　当归　川芎　黄芪　木通　芍药　细辛　升麻　白蔹　独活　川椒　藁本　菖蒲　厚朴　木鳖子　官桂　商陆根各一钱。剉碎　桃仁　杏仁　柏子仁　松子仁各五钱　槐枝　桑枝　柳枝　松枝各二两，剉　没药　轻粉　雄黄　朱砂　云母石　生犀角　乱发灰　白矾灰各二两。另研如粉　真酥　猪脂　羊肾脂各二两　黄丹一斤　清芝麻油三斤

上先于木炭火炼油香熟，下一十六味剉碎药，并四枝、四仁，熬至紫黑色，出火，滤去渣。入脂酥煎十余沸，再以新绵③滤过，油澄清，拭铛令净，再入火上煎。油沸下丹，用湿柳枝作篦子，不住搅熬一日，滴在水中，成珠不散则成也。离火，入十味药末搅匀，再上火，入云母等粉八味，轻煎令沸，出火不住搅一食时，于瓷盒④内密封收。每用量疮口大小，绯帛上摊贴之。肠胃痈疽，可作圆如梧桐子大，每服七⑤圆，空心温酒送下。

---

① 木：原作"不"，据旧山楼本改。
② 甘香：旧山楼本作"甘松"。
③ 绵：原缺，依旧山楼本、礼部本补。
④ 盒：原缺，依旧山楼本、礼部本补。
⑤ 服七：此二字缺，依旧山楼本、礼部本补。

卷下

肠痈痔瘘论

夫肠痈者，乃阴阳偏胜，喜怒无时，伏于脏腑之中，结在肠胃之内，血凝气滞，回旋失度，不能通行，聚结成痈，致生肿痛。孙真人云：卒得肠痈而不晓其病候，庸医治之，错则杀人。肠痈之为病，初起觉腹中微痛，小腹肿而强，抑之则痛，小便涩似淋，时时汗出，复恶寒，其身皮甲错，腹皮紧急，如肿之状，而按之濡，或发热无汗，洒淅①恶寒，皆其候也。其脉洪数者，为有脓也，可下。其脉迟紧者，未有脓，不可下也。甚者腹肚胀大，转侧闻有水声，或绕脐生疮，或脓从脐出，或大便下脓血，凡此皆为恶证。若夫胃脘痈者，何以别之。《内经》云：人病胃脘痈者，当论胃脉沉细。沉细者气逆，逆者，人迎反盛，则热聚于胃口而不行，故胃脘为痈也。治法亦与肠痈颇同，初以疏利之药导其滞，次用排脓消毒托里之药调之，此其大法也。若夫痔瘘之疾，与肠痈不同，其状初起于肛门边，或如鼠乳，或结小核，痒痛注闷，甚者身热恶寒，此证皆由酒色过度，久嗜肥甘，醉饱入房，劳扰血脉，肠澼渗漏，冲注下部，发于肛边，遂成痔疾。其名有五：一曰牝痔，二曰牡痔，三曰气痔，四曰血痔，五曰酒痔，又曰肠风痔、脉

---

① 淅：原作"浙"，据旧山楼本及文义改。

痔、雌雄痔，皆五痔之别名也。日久不愈，遂成瘘疮则难治矣。具方于后，审而用之。

大黄汤

治肠痈，小腹坚硬，肿大如掌而热，按之则痛，其上色或赤或白，小便稠数，汗出增寒，其脉迟紧者未成脓，如脉数则脓已成。

大黄剉，炒　牡丹皮　硝石研　芥子　桃仁汤泡①去皮尖，双仁炒。各半两

上剉碎，每服五钱，水二盏，煎全一盏，去渣，空心温服，以利下脓血为度，未利再服。

四圣散一名神效瓜蒌散

治肠痈痈疽，生于脑、髭、背、腋、乳，便毒服之神效。

生黄瓜蒌一枚，去皮　粉草研末，四钱　没药研末，三钱　乳香研末，一钱

上用好红酒二大碗，慢火煎至一碗，分作两服，两日服尽。大便顺导恶物妙。若干瓜蒌则用两枚一方。若病在上，食后服；病在下，食前服。毒已结成，即脓化为水；毒未成，即于小便中出，疾甚再合服，以退为妙。

牡丹散

治肠痈冷证，服②濡而痛，时时利脓。

牡丹皮　人参　天麻　白茯苓　黄芪　木香　当归　川芎官桂　桃仁去皮尖。各三分　白芷　薏苡仁　甘草炙。各二分

---

① 泡："旧山楼本、礼部本作"浸"。
② 服："服"旧山楼本、礼部本作"腹"。

上为细末，每服三钱，用水一钟，煎至七分，食前温服。

梅仁汤

治肠痈，里急隐痛，大便闭涩。

梅核仁四十九个，去皮尖　大黄三两　牡丹皮一两三分　冬瓜仁四两　芒硝二两半　犀角镑，一两半

上剉如麻豆大，每服五钱，水二盏，煎至一盏，去渣温服，以利下脓血三两行为度。

神仙蜡矾圆

治肠痈，内托神妙。此药不问老幼，皆可服之，无不作效，最止疼痛，不动脏腑。

黄蜡半两，要黄色者，一方用七钱　白矾一两，要明者，研细

上熔化黄蜡，和矾为圆，如梧桐子大，每服二十圆，渐加至三十圆，食远，用温白汤送下。

薏苡仁汤

治肠痈，腹中疠痛，烦毒不安①，或胀满不食，小便涩，妇人产后虚热，多有此病，纵非痈，但疑似间，便可服。

薏苡仁　瓜蒌仁各三钱　牡丹皮　桃仁各二钱

上作一服，水二钟，煎至一钟，不拘时服。

秦艽白术圆

治痔疾并瘘，有脓血，大便燥硬作疼，痛不可忍。

秦艽去芦　桃仁去皮尖，别研　皂角仁烧存性。各一两　枳实麸炒　当归尾酒制　泽泻　白术以上各半两　地榆三钱

上为细末，与桃仁泥碾匀，汤煮面糊，和圆如梧桐子大，

---

① 烦毒不安：疑为"烦躁不安"。

令药光滑，焙干。每服一百圆，白汤空心送下，服待少时，以美膳压之。忌生冷硬物、冷水菜之类，并湿面酒，及五辛辣热，大料物之类，犯之则药无验矣，数服而愈。

秦艽防风汤

治痔瘘，每日大便时发疼痛，如无疼痛，非痔瘘也，此药主之。

秦艽　防风　当归　白术各一钱半　黄柏　橘皮　柴胡　大黄煨　泽泻各一钱　红花　桃仁　升麻各五分　甘草炙，六分

上作一服，水二钟，煎至一钟，空心服。避风寒，忌房事及酒湿面辛热之物。

地榆散

治痔疮肿痛。

地榆　黄芪　枳壳　槟榔　川芎　黄芩　槐花　赤芍药　羌活各一钱　白蔹　蜂房炒焦　甘草炙。各五分

上作一服，水二钟，煎至一钟，食前服。

槐角圆

治诸痔及肠风，下血脱肛。

槐角去梗，一两　防风　地榆　枳壳麸炒　当归　黄芩各半两

上为细末，酒糊为圆，如梧桐子大。每服五十圆，空心用米饮送下。

钓肠圆

治久新诸痔，肛边肿痛，或时疮痒，有脓血。

瓜蒌二个，烧存性　猬皮二个，烧存性　白矾煅　绿矾煅　白附子生用　天南星　鸡冠花剉炒　半夏各五两　胡桃仁十五个，

煅存性　枳壳炒　附子炮，去皮脐　诃子去核。各二两

上为细末，醋糊为圆，如梧桐子大。每服三五十圆，临卧用温酒送下。远年不瘥者，服十日效，久服除根。

皂角煎圆

治内痔瘘，肠头里面生核，寒热往来。

满尺皂角三挺，去弦核，醋炙　白矾煅　刺猬皮炙黄　薏苡仁　白芷以上各一两　桃仁去皮，炒　甜葶苈炒　川芎　桔梗以上各半两　猪后蹄垂甲十枚，烧存性

上为细末，炼蜜和圆，如梧桐子大。每服五十圆，空心，用桑白皮煎汤送下。

神效散

治洗痔，凡富贵之人，多因嗜欲，酒色过度，喜怒不常，致生痔瘘。或如鼠乳连珠，或粪门肠头肿，流脓漏血，其痛如割不可忍者。但是诸肿疮痔瘘，及肠风漏血，此药治之。

苦参　川椒　苦葫芦　芜荑子　槐花　枳壳　荆芥　金银花　白芷　连翘　独活　小茴香　麻黄　牡蛎煅　威灵仙　椿树皮各二两

上㕮咀，每用五钱，水六七碗，葱白二茎，煎五七沸，去渣，以盆盛，药水上坐，先蒸后洗，甚验。加黄老茄子二个尤妙。

蜗牛膏

敷痔疮，极效。

蜗牛一枚　片脑　麝香各少许

上同研烂，用瓷盒盛，次早取汁，傅疮上。

拔毒散

敷痔肿毒处。

大黄　黄柏　白及　石膏　黄芩　黄连　白蔹　栀子
朴硝各等分

上为末，用井华水调涂。

鸡峰乌金散

治痔瘘。

黄牛角心　猪牙皂角　刺猬皮　穿山甲以上同炒焦黑　皂荚
刺　槐子　枳壳　贯众　阿胶炒。各等分

上为细末，每服一钱半，用胡桃肉研烂，并酒调，食前服。
大肠有热，荆芥泡汤调下；漏血不止，当归煎汤调下。

枳壳散

熏洗痔瘘。

枳壳　贯众各二两　荆芥　大柏皮各一两　黄连　蛇床子
地骨皮　无名异　干姜炮。各半两　苍耳根　冬青叶　薤头　柏
枝各一把　黑豆半升

上㕮咀，每用一大合，用水三大碗，煎至二碗，先熏后洗，
日三五次。

结阴丹

治肠风脏毒，大便下血。

枳壳去瓤，麸炒　威灵仙　何首乌　椿根白皮　陈皮去白
荆芥穗　黄芪各等分

上为细末，酒煮糊，同蜜少许和圆，如梧桐子大。每服五
十圆加①七十圆，食前用米饮送下。一方六②用蜜，以醋少许，

---

① 加：疑当作"至"。
② 六：旧山楼本作"不"。

同陈米饮煎汤下。

猪脏圆

治大人小儿大便下血日久，多食易饥，腹不痛，里不急。先用海螵蛸炙黄去皮，白者为末，以木贼煎汤调下，服之三日后效。

黄连二两，挫碎　嫩猪脏二尺，去肥

上以黄连塞满猪脏，系两头，煮十分烂，研细，添糕糊圆，如梧桐子大。每服三五十圆，米饮下。

乳痈论

夫乳痈者，内攻毒气，外感风邪，灌于血脉之间，发在乳房之内，渐成肿硬，血凝气滞，或乳汁宿留，久而不散，结成痈疽。丹溪云：乳房所属阳明胃经，乳头所属厥阴肝经，乳子之母，或忿怒伤肝，或厚味积热，以致气不流行，窍不得通，汁不得出，则结为肿为痛。阳明之经血热，则化为脓。又有儿口之气，吹而焮热，次结成核，初起时，须便忍痛揉散令软，血脉迪和，自然消散矣。失此不治，则成痈脓。治法，初起则当发散流气之药；若已成脓，又当内托排脓，养血顺气。慎勿妄用针刀，引惹拙病则难治矣。又有妇人积忧结成隐核，有如鳖棋子大，其硬如石，不痛不痒，或一年、二年、三五年，始发为疮，破陷空洞，名曰乳癌。以其深凹有似岩穴也，多难为治。得此证者，虽曰天命，若能清心远虑，薄滋味，戒暴怒，仍服内托活血顺气之药，庶几有可生之理也。

内托升麻汤

治妇人两乳间出黑头，疮顶陷下，作黑眼，并乳痈初起亦治。

升麻 葛根 连翘 当归身 黄柏各二钱 黄芪三钱 肉桂五分 牛蒡子 甘草炙。各一钱

上作一服，水一钟，酒半钟，煎至一钟，食后服。

连翘饮子

治乳痈。

连翘 川芎 瓜蒌仁 皂荚刺 橘叶 青皮 甘草节 桃仁各二钱

上作一服，用水二钟，煎至一钟，食远服。

百齿霜圆

治吹乳，结核不散，肿痛者神效，亦治乳癌。

百齿霜即梳齿上头垢

上为圆，如鸡头子大，以黄丹为衣。每服一圆，或二圆，好酒送下，如不饮酒，白汤送下。不可化开，亦不可令病人知，极有效验。

十六味流气饮方见前

治结乳，寒热肿痛，欲成痈疽，急服此药散之。

葛稚川方

治妇人乳痈。

人牙齿烧存性

上为极细末，以酥调涂，贴痈上。

兵部手集方

疗疖乳，硬欲结脓，服此即消。

鹿角

上将鹿角于粗石上磨取白汁涂之，干又涂，不得近手，并以人嘬却黄水，一日许即散。或用鹿角剉为极细末，酒调二三钱，服亦效。

神效瓜蒌散

治妇人乳疽奶劳。

黄瓜蒌子多者一个，去皮，焙为细末，如急用，只烂研　川当归洗，去芦，焙，切细，半两　生甘草半两　通明没药二钱半，别研　滴乳香一钱，别研上用无灰酒三升，同于银石器中，慢火熬取一升清汁，分为三次，食后服。如有奶劳，便服此药，杜绝病根。如毒气已成，能化脓为黄水；毒未成，即内消。疾甚者，再合服，以退为度。乳疽之方甚多，独此一方神效无比，万不一失。

究原五物汤

痈疽、发背、乳痈通用。

瓜蒌研，一枚　皂荚刺半烧带生　没药各半两　乳香　甘草各二钱半

上粗末，醇酒三升，煎取二升，时时饮之，痛不可忍立止。

乳痈方

乳痈初发。

贝母

上为末，每服二钱，温酒调下，即以两手覆按于卓①上，垂乳良久自通。

敷乳方

天南星　半夏生　皂荚刺烧带生。各二分　白芷　草乌　直僵蚕焙。各一分

上细末，多用葱白研取汁，入蜜调敷。若破，疮口用膏药贴。

复元通气散

治妇人发乳痈疽，及一切肿毒。

木香　茴香　青皮　穿山甲酥炙　陈皮　白芷　甘草漏芦　贝母去心，姜制。各等分

上为细末，每服三钱，好酒调下。

---

① 卓：疑当作"桌"。

肺痈论

夫肺痈者，乃肺经感受风邪热毒所致也。此病多因久嗜炙煿肥腻，或劳伤气血，以致心火炎炽，熏克肺金，致令咳嗽，咳而不已，遂成肺萎。若寸口脉数，其人咳中反有浊唾涎沫者，亦为肺萎之疾。若口中辟辟燥，咳又胸中隐隐而痛，脉反滑数，此为肺痈。咳唾脓血，脉数而虚者，为肺萎；脉数而实者，为肺痈。夫肺者五脏之华盖也，处于胸中，主于气，候于皮毛。劳伤血气，腠理虚而风邪乘之，内感于肺也，则汗出恶风，咳嗽短气，鼻塞项强，胸胁胀满，久久不瘥，遂成前证，轻则为萎，甚则成痈。其候应乳上下隐隐而痛者，肺疽也，若肉微起者，肺痈也。初起皆可救，若日久唾脓臭败者，不可治也。但诊其脉，微紧而数者，未有脓也；若紧甚而数者，已有脓也。若脓如粳米粥及呕脓不止，其脉浮大而面色赤者，皆难治；若脓自止，其脉短而涩，面色黄白者，皆可治。何以言之，盖脉浮大面赤，此心火克肺金也，故难治。若脉短涩及面白者，此肺气未损也，故可治。治法当补肺泻火，止嗽定喘为佳。若不得卧者，可用葶苈大枣汤肺汤[①]及桔梗、薏苡、黄芪之类调之。全在保肺，活法施治，庶可全生也。

升麻汤

治肺痈疽，胸乳间皆痛，口吐脓血，气作腥臭。

川升麻　苦梗　薏苡仁　地榆　黄芩去心　赤芍药　牡丹皮去心　生甘草各三分

---

① 葶苈大枣汤肺汤：疑当作"葶苈大枣泻肺汤"。

上为粗末，每服一两，水一升半，煎至五合，去渣温服，日三服。

桔梗汤

治男子妇人咳而胸膈隐痛，两脚肿满，咽干口燥，烦闷多渴，时出浊唾腥臭，名曰肺痈，小便赤黄，大便多涩。

桔梗　贝母　当归酒浸　瓜蒌仁　枳壳麸炒　薏苡仁微炒　桑白皮　甘草节　防己去粗皮，各一两　百合蒸　黄芪各一两半　北五味子　甜葶苈　地骨皮　知母　杏仁各半两

上剉碎，每服四钱，水一盏半，生姜三片，煎七分，不拘时温服。咳者加百药煎，热加黄芩，大便不利加煨大黄少许，小便涩甚，加木通、车前子煎，躁烦加白茅根煎，咳而疼甚，加人参白芷煎。

葶苈散

治肺痈咳嗽气急，睡卧不安，心胸胀满。

甜葶苈子二两半，隔纸炒赤色　百合炒　白附子　北五味子炒　甘草节　罗参　款冬花　百药煎各一两　大朱砂五钱，别研　紫菀去木，一两

上为末，每服二钱，灯心汤调下。

补肺散

治肺痈已吐出脓血，以此润护。

真钟乳粉一两　白滑石二两

上为末，每服三钱，米饮调下。

理肺膏

治肺痈正作，咳唾不利，胸膈迫塞。

诃子去核　百药煎　五味子微炒　条参去芦　款冬花蕊　杏

仁　知母　贝母　甜葶苈子　紫菀　百合　甘草节各五钱

上为末，用白茅根净洗秤三斤，研取自然汁，入瓷石器中熬成膏，更添入好蜜二两再熬匀，候调和煎药为圆，如梧桐子大，温水吞下。

五香白术散

宽中和气，滋益脾土生肺金，进美饮食。

沉香　木香　明乳香　丁香　藿香叶各半两　白术　罗参白茯苓　薏苡仁　山药　扁豆　桔梗　缩砂　白豆蔻　粉草莲肉各一两

上为末，苏盐汤调，空心服，枣汤亦可。有汗，加浮麦煎汤下。

排脓散

治肺痈吐脓后，宜服此排脓补肺。

嫩黄芪　川白芷　北五味子炒　人参各等分

上为细末，每服二钱，食后蜜汤调服。

四顺汤

治肺痈吐脓，五心烦热，壅闷咳嗽。

贝母去心　紫菀去苗土　桔梗炒，各一两　甘草炙，剉，半两

上捣筛，每服三钱，水一盏，煎五七沸，去渣，不拘时稍冷服。如咳嗽甚，加去皮尖杏仁三枚同煎，小儿量减。

治肺痈方

上用薏苡米为末，糯米饮调下，或入粥内煮吃亦可。一方用水煎服，当下脓血便愈。

诸疳疮论

夫疳疮有数种：有血疳、风疳、牙疳、下疳之类。血疳者，乃脏中虚怯，邪热相侵，外乘分肉之间，发于肌肤之上。初如紫芥，破时血出，遍身行处成疮，气血损伤，破肉虚痒，久不愈或成疳瘘。风疳者，乃足阳明胃经或受风邪热毒，客于然谷之间，注在承山之侧。初生如疥癣，破时黄水浸淫成疮，风湿相搏，毒气聚攻，渐生遍体。或生小儿耳边，黄水疮亦谓之疳疮。牙疳者，皆由幼年好食甘甜煎煿辛热之物，以致阳明胃经蕴积邪热，上牙齿之间，或在牙根之内发成肿痛，或成腐肉败血来侵，溃烂牙槽，臭秽难近，以致牙齿脱落，日久不愈，遂成大患。下疳者，乃男子玉茎生疮，此病皆由所欲不遂，或交接不洁，以致邪毒浸渍，发成疮毒，日久不愈或成便毒，或损烂阳物，甚不可轻，易多致不救。以上诸疳，治法不同，具方于下。

应效散

治气瘘疳蚀疮，多年不效者。

地骨皮不以多少，冬月自取，只要皮，阴干

上杵为细末，每用纸捻蘸挓疮口内，频用，自然生肉。更用米饮调二钱，无时日进三服，又名托里散。

博①金散

治下疳蚀，臭烂肿痛。

白矾与密陀僧同为末，相和于沙锅内，火上炮汗尽　密陀僧以上

---

① 博：原缺，依旧山楼本、礼部本补。

各五钱　白垩二钱　黄丹　轻粉以上各一钱　乳香五分　麝香一字

上为细末，先须另用槐枝、葱白、盐、甘草熬汤淋漉洗一二时，挹干，掺上项药。每用药先须洗浴，然后掺药，甚者三五次瘥。

乌金散

治痔瘘恶疮。

麝香　蟾酥以上各一字　粉霜　硇砂　轻粉以上各一钱　铜绿　砒霜　白干姜　草乌头　天南星　舶上硫黄以上各五钱

上为细末，纸捻挼之，或汤浸蒸饼和为锭子，挼疮口内，上以膏贴之。

截痔散

治年深痔瘘疮，大效。

密陀僧　白蔹　白及　黄丹以上各一两　黄连半两　轻粉一钱　脑子　麝香以上各五分

上前四味为细末，后四味另研极细和匀为散。每用或掺或挼疮口中，以膏贴之。

麝香轻粉散

治血痔疮、阴蚀疮、耳痔疮，一切恶疮皆治。

麝香　轻粉各五分　乳香　没药　白矾飞过。各一两

上为细末，量疮干贴。

七宝槟榔散

治下元玉茎上或阴头上有痔疮，渐至蚀透，久不愈者。

槟榔　雄黄　轻粉　密陀僧　黄连　黄柏　朴硝各等分

上为细末和匀，先以葱白、浆水洗净，软帛挹干，如疮湿干掺，如干小油调涂。

玉粉散

治下阴疮疼不止。

滑石　密陀僧　寒水石煅。各半两　腻粉　麝香各少许

上为细末，油调傅或干贴患处。

甘石散

治下部疳疮。

炉甘石　密陀僧各一钱半　轻粉一分　龙骨五分　麝香少许
橡斗子烧灰存性，二钱

上为细末，先用荆芥、杜仲、川椒煎汤，放温，浴洗罢，
然后用药一捻干贴。

金银花散

治下疳疮。

金银花　荆芥　朴硝　蛇床子　甘松　白芷　槟榔各一两

上㕮咀，每用五钱，水五碗，加葱白二根，同煎数沸，盆
盛水，先熏后洗却上药。

治下疳疮

孩儿茶

上研为细末，先洗净，干则小油调傅，湿则干掺之，神效。

如圣膏

治风疳癣，或痒或痛，经年不可，一切恶疮并宜治之。

清油半斤　巴豆三钱，去皮　当归五钱　轻粉一钱　黄蜡
三两

上先将油慢火熬，次下巴豆、当归，熬黑色，滤去不用，
入轻粉、黄蜡，量疮搽之。

青金膏

治走马牙疳，蚀损腐烂者。

人言一钱　轻粉半钱　粉霜半钱　青黛一钱　麝香少许

上为细末，小油调，新笔写在纸上窨干，每用少许，在疳蚀处白纸封之。

鸦鹆散

专治疳疮。

老鸦头一个，烧灰　轻粉五分　黄丹五分　枯矾五分　麝香少许

上为细末，先用温水洗净后搽药，妙。

乳香荜茇散

专治牙痛骨槽风。

天麻　防风　细辛　红豆各一钱　荆芥穗　乳香　没药　官桂各半钱　当归　薄荷叶各二钱　川乌　盆硝各一钱　麝香少许　荜茇一钱

上为细末，每用一字或半钱，口含水，鼻嗅之，任左右。

牢牙散

治牙断绽肉，牙疳肿疼，牙齿动摇欲落，牙黄口臭。

升麻四钱　羊胫骨灰　羌活各一两　草龙胆一两半，酒制

上为细末，每用少许，贴牙断疼处，噙良久，有涎吐去。

麝胆散

治走马牙疳危恶候。

麝香少许　胆矾一钱　铜绿半两　白矾生周①，一分

---

① 周："周"旧山楼本作"用"。

上为细末研匀，上擦牙蚀处。

三矾散

治牙根急疳。

青矾　黄矾各半两　白矾枯，一分　麝香一钱

上为细末研匀，每用些少傅于疮上，有涎吐之。

青金散

治走马牙疳，蚀损唇舌，肉腐牙落臭烂，其效如神。

铜绿　砒各等分。制

上研细，每用些少傅患处。

附骨疽论

夫附骨疽者，谓其毒气深沉，附着于骨也。此证多由夏秋之时露卧，为寒冷之气折之，使风热之气不能发散，以致伏结附骨成疽。其痛而不能转，初按之应骨，皮肉微急，洪洪如肥状者是也。但痛无时，乍寒乍热而无汗者，经久不消，极阴生阳，寒化为热而溃也。又有缓疽、石疽，与附骨疽亦相类矣。所异者，盖缓疽、石疽皆寒气所作，深伏于骨髓之间，有肿与皮肉相似，若疼而坚硬如石，故谓之石疽。缓疽其热缓慢，积日不溃，久乃赤紫黯色，皮肉俱烂，故名曰缓疽。此二者其治，初觉便宜补虚托里温热之剂，以取消矣。若附骨疽，其治亦同，宜服漏芦汤、五香连翘散疏下之，次用内消升麻汤、溻溃膏药贴之，令其浮浅则能愈矣。

贯众汤

治附骨痈生股上伏肉间，淋泄方。

贯众　地骨皮　谷精草　枇杷叶刷去毛，炙　荆芥去梗

蜀椒去目合口者。各一两

上捣筛，以水三升，煮取二升，和滓淋泄，蘸布帛拓之。

当归散

治附骨痈及一切恶疮。

当归半两　甘草一两　山栀子十二枚　木鳖子一枚，去皮

上为细末，每服三钱，冷酒调服。

内托黄芪柴胡汤

治附骨痈。

黄芪二钱　柴胡一钱　羌活五分　连翘一钱三分　官桂三分

黄柏二分　生地黄一分　土瓜根一钱酒制　当归尾七分半

上咬咀，作一服，水三盏，酒一盏，同煎至一盏，去渣热服。宿食消尽，服一服而食，昔贾德茂，男，年十岁，丁未四月十一日，于左腿近膝股内出附骨痈，不辨肉色，漫肿，皮泽木硬，疮势甚大。其左脚乃肝之脾土也，更在足厥阴肝经之分，少侵足太阴脾经之分，其脉左三部细而弦，按之缓而微有力。一方无黄柏。

内托黄芪酒煎汤

治附骨痈。

黄芪　当归尾各二钱　柴胡一钱半　升麻七分　连翘　肉桂鼠黏子①炒。各一钱　黄柏　甘草炙。各五分

上咬咀，好糯米酒一盏半，水一大盏半，同煎至一大盏，去渣温服，空心宿食消尽服之，待少时以早饭压②之，使不令大热上攻中上二焦也。丁未季春二十二日，蒲度主老年七十，因寒湿地气，得附骨痈于左腿外侧，足少阳胆经之分，微侵足阳明分，阔六七寸，长一尺，坚硬漫肿，不辨肉色，皮泽深，但行步作痛，以指按至骨大痛。与药一服立止，再日坚硬肿消。

犀角汤

治石痈热毒气盛，肿硬疼痛，口干烦闷。

犀角镑　木香各七钱半　连翘　栀子仁　射干　当归切，焙升麻　赤芍药　玄参　枳壳麸炒　甘草生。各一两　大黄炒，二两

上剉碎，每服三钱，水一盏，煎六分，去渣，不拘时温服。

---

① 鼠黏子：牛蒡子别称。
② 压：原缺，依旧山楼本、礼部本补。

漏芦汤

治附骨疽。

漏芦去芦　升麻　连翘　麻黄去根节。各一两　防己　木香　白蔹　沉香各五钱　大黄剉炒，一两半

上剉碎，每服五钱，水一盏半，入竹叶七片，煎至七分，入芒硝一钱搅匀，去渣空心温服，取利三两行，未利再服。

应痛圆

治走疰疼痛，疑是附骨疽者。

苍术去皮　当归　黑牵牛　草乌头炮。各一两

上为细末，醋糊为圆，如小豆大，每服三十圆，空心醋汤下。

赤术圆

治附骨疽，脓汁淋漓，久而不瘥，已破未破皆可用。

赤术一斤，泔浸去油，用川椒葱白煮令黑色，焙干　舶上茴香　破故纸炒　川楝子剉，炒　茯苓　土茴香　川白芷　桃仁去皮尖，炒。各一两

上为末，老人加黑附子，炼蜜圆梧桐子大，每服五十圆，温酒或盐汤吞下。

黑鲫膏

治附骨疽，未破已破或脓出不尽者。

上用黑色鲫鱼一个，去肠入白盐令腹满，用线缚定，用水一盏，铜石器中煮水尽，干焦为末。用猪油调敷，已破者干掺，少痛勿怪。

诸疮论

夫诸疮者，谓诸般小疮也。其名证不同，此皆心肾不交，饮食不节，肠胃停留宿滞，风毒与血气相搏，凝滞于肌肉之间而发也。凡人体虚，感受风热湿毒之气，发为疮疡。痒痛㿠肿，身热多汗，是为恶疮。若或生于手足间，相对如新茱萸，痒痛柝裂①，搔破则黄水淋漓，有孔如瘑，久而生虫，是为瘑疮。或初生如饭粒，渐大而有根，头破血流脓出，肉反②如花开之状，是为翻花疮。或初生甚小，先痒后痛，汁出浸淫，湿烂肌肉，延及遍身，名曰浸淫疮。或生于两耳鼻面，烂及下部诸窍，浸入筋络，月中则疮盛，月末则疮衰，以其随月而生，是为月蚀疮。或毒气攻于手足指，弩肉裹上指甲，疼痛出血，疮中有虫，是为甲蛆疮。或指头先肿，㿠热掣痛，然后于爪甲边结脓，甚者爪甲具脱，是为代指。有人禀性畏漆，见漆则中毒，面痒而肿，搔之成疮，延及遍身，脓㿠痒痛，是为漆疮。盛暑之时腠理易开，风热毒气搏于皮肤，轻者状如撒粟，重者热汗浸渍，匝匝成疮，是为痱疮。或心神烦躁，遍身发疮，赤烂如火，名曰热疮。或身触风寒冷气，以致血涩不行，其疮顽滞不知痛痒，经久难疗，名曰冷疮。或身发疮肿，非痛非疸，非癣非疥，状如恶疮，或瘥或剧，名曰无名疮。或头生白团，斑剥如癣，上有白皮，久则成痂，遂致满头生疮，中有孔有脓，细虫入里，不痛微痒，少长不瘥，名曰秃疮。若妇人玉门生疮，久不愈，因而浸淫，名曰阴蚀疮。或冬月因寒，手足皲裂成疮，名曰冻疮。若刀

---

① 柝裂：旧山楼本、礼部本作"拆裂"。

② 反：疑当作"翻"。

斧所伤者，名曰金疮。汤火所伤者，名曰火疮也。以上诸疮，名目不同，其治之方，各具于后，临证之际，宜详审焉。

将军铁箍膏

治诸恶毒疮，红肿突起，用药箍疮四围，不令滋蔓走注毒气。

南星　大黄　苍耳根　盐霜白梅各一两　白及　白蔹　防风　川乌各半两　草乌　雄黄各三钱

上为细末，先以苍耳根、霜梅捣烂，和余药调成膏。如干，入醋调得所，于疮四围用药做铁箍涂上，止留疮高突处。如药干，以鸡羽蘸水扫之，日换二三次，大妙。

葵花散

治一切疮①。

葵花　郁金　黄连　黄柏　栀子仁各等分

上为细末，冷水调成膏，贴疮痛处，神效。

百合散

治颐颏疮，一名独骨疮。

百合　黄柏各一②两　白及一分　蓖麻子五十粒，研

上为末，用朴硝水和，作饼贴之，日三五次。

胭脂散

治翻花疮。

胭脂　贝母　胡粉各一分　蓬砂　没药各半分

上研细，先以温浆水洗，拭后敷药。

---

① 治一切疮：此句话原文与方名同行，依文义提行。
② 一：原缺，依旧山楼本，礼部本补。

甘草涂敷方

治翻花疮。

甘草半生半炒　矾石灰　人中白　密陀僧各半两

上为细末，以童子小便半盏，以无灰酒熬，用竹篦搅成膏，取涂疮上，日五次。

香瓣疮方

治面上耳边生浸淫疮，有黄水出，久不愈。

羖羊须　荆芥　干枣去核，各二钱

上烧灰存性，研匀，入腻粉半钱，同研极细。每用少许，清油调搽，先以温汤净洗拭干，涂药二三次效。亦治大人小儿两吻生疮。

乳香膏

治诸疮痛，久不瘥。

乳香一两，另研　食盐　松脂　杏仁去皮尖，研。各一两半
黄蜡三两　生地黄取汁，三合　白羊肾脿①脂半斤

上先熬脂令沸，下杏仁地黄汁蜡煎，候蜡溶尽，入香盐松脂煎。以柳篦搅令匀，稀稠得所，磁合盛，敷疮上，日三二度。

黄芪汤

治诸疮，退风热。

黄芪剉　黄芩去黑心　麦门冬去心，焙　芍药　甘草炙剉。
各一两半　生地黄四两　半夏姜制，半两　当归切，焙　大黄剉，
炒　石膏碎　芎藭　人参各一两

上剉如麻豆，每服五钱匕，用水一盏半，竹叶七片，煎至

---

① 脿：疑为"脻"，脻同"脉"。

一盏，去渣，空心温服，日晚再服。

附子散

治冷疮，日夜发歇疼痛。

附子半两，炮去皮脐　川椒去目　雄黄细研。各二钱半　白矾七钱半，枯　腻粉二钱，研

上为细末研匀，每用清麻油调敷疮上，日二换。

白蒺藜散

治热毒疮瘙痒，心神壅躁。

白蒺藜炒，去刺　白鲜皮　防风去芦　川大黄　赤芍药　栀子仁　子芩　麦门冬去心，焙　玄参　桔梗去芦　前胡去芦　甘草炙赤，剉。各一两

上为细末，每服二钱，食后用薄荷汤调服。

密陀僧散

治热毒，恶疮臭烂，久不生肌。

密陀僧　雄黄　雌黄　定粉各半两　腻粉三钱

上研为细末，先用柳枝一握，生甘草一两，捶碎，以浆二升，煎六七沸，去渣，稍热淋洗疮净，拭干敷之。

玉粉散

治热汗浸渍成疮，肿痒焮痛。

定粉一两　蛤粉九两半　白石脂　白龙骨　石膏各半两　滑石八两半　寒水石烧通赤，于净地上放冷，出火毒，一两　粟米粉二两①

上为细末，研匀，每用些少，干擦患处。

---

① 二两：旧山楼本、礼部本为"一两"。

七宝散

治热汗浸渍成疮，痒痛不止。

黄芪　当归　防风　荆芥穗　地骨皮　木通各二两　白矾
一两

上为粗末，每用药一两，水三大碗，煎五六沸，滤去渣，稍热淋泄患处，拭干避风少时。东垣老人云：此方城北独柳店之客舍，有推江轴者，皮肤皴裂不任痛，两手不能执辕，足不能履地而辄止宿，因制此药与敷之，即效，明日遂行。自此累用屡效。

赤石脂散

治痱子摩破成疮，用此止痛生肌。

赤石脂细研　黄柏去渣皮，剉　腊茶末各半两　白面二两
龙脑半钱，另研

上为细末研匀，每用时，绵揾扑之。

玉女英

治痱疮痒痛。

滑石半两，细研　绿豆粉四两，微炒

上研匀，以绵揾扑之。一方有枣叶一两①。

连翘饮

治诸恶疮，红赤痛痒，心烦口干，及妇人血风赤斑，圆点开烂成疮，痒痛流黄水汁。

连翘　当归　瓜蒌根　生干地黄　荆芥　黄芩　赤芍药

---

① 上研匀，以绵揾扑之……治诸恶毒疮肿疼如神：原缺，依旧山楼本、礼部本补。

麦门冬　瞿麦　木通　牛蒡子炒　山栀子　防风　川芎　粉草各等分

上咬咀，每服四钱，水一盏半，灯心二十茎，煎至八分，去渣，不拘时服。

桑螵蛸散

治诸恶疮。

桑螵蛸　地龙　贝母　黄柏各半两　虢丹煅，一两　乳香一分　粳米粉二钱　麝香半钱　雄黄　轻粉各一钱

上为细末，以新汲井水和沙糖调敷。

紫花地丁散

治诸恶毒疮，肿疼如神①。

紫花地丁　当归　大黄　赤芍药　金银花　黄芪各半两　甘草节二钱

上咬咀，每服一两，用水一盏，酒一盏，同煎至一大盏，去渣，随病上下服。

万宝代针膏

治诸恶疮，肿核赤晕，已成脓，不肯用针刺脓，此药代之。但用小针点破疮头，却贴上膏药，脓即自溃，此秘妙良方。

蓬砂　血竭　轻粉各一钱半　金头蜈蚣一个　蟾酥半钱　雄黄一钱　片脑少许　麝香一字

上为细末，用蜜和为膏，看疮有头处用小针挑破，以药些小在纸花上封贴，次早其脓自出。如腋下有䅟核儿，名暗疔疮，或有走核，可于肿处用针挑破，如前用之。忌鸡羊鱼酒面等物，吃白粥三日为妙。

神效方

治一切恶疮，医所不识者。

水银　黄柏　黄连　松脂黄明者　腻粉　甘草　土蜂巢著壁上者，南方多有之，或云螹蟧①巢各等分

上将水银放掌中，以唾津杀为泥，入瓷器中，以生麻油和研，生绢滤如稀饧，和药末再研如稠饧。先温水洗疮，帛拭干涂之。一切无名疮，涂一次即瘥；有黄水者，涂之随手便干；痒不堪忍者，涂之立止；痛甚者，涂之立定。治疥尤佳，抓破敷药。

拔毒散

治诸恶疮，消肿去毒。

天花粉　无名异　黄柏　黄芩　木鳖子　大黄　牡蛎各等分

上为细末，好醋调敷，贴立效。

治蛇头疮

其形生时在手足上，疮旁一块开如蛇口之状，痛而流血不止者，此药治之。

雄黄　蜈蚣　全蝎各一钱

上为细末，看疮湿劈开入药，擦在疮上，却以小油抹，裁帛拴住，如干，小油调搽。

水银膏

治月蚀疮，多在两耳上及窍旁，随月虚盈。

水银二钱半　胡粉研　松脂　黄连去须为末。各半两　猪脂

---

① 螹蟧：疑为"蟧螹"。

四两

上先熬猪脂令沸，下松脂诸药末及水银搅令匀，瓷盒盛。先以盐汤洗净疮，涂敷，日三五度。

胡粉散

治月蚀疮。

胡粉炒微黄　白矾煅　虢丹[1]煅　黄连净　轻粉各二钱　胭脂一钱　麝香少许

上末先以温浆水入盐，洗拭后掺药。如疮干，麻油调敷。

绿矾散

治甲疽疮。

绿矾半两，烧熟　芦荟一钱半　麝香一字

上研如粉，以绢袋盛药，纳所患指于袋中，线扎定，瘥为度。

麝香散

治妒精疮。

青黛干　款冬花等分　麝香少许

上末先以地骨皮、桑白皮煎汤温洗，软帛拭干，次以津唾调药敷。

漆疮方

生蟹取黄，量疮大小遍敷之。

乳香蜡油膏

治蜗疮久不瘥。

---

① 虢丹：即“黄丹”，下同。

杏仁水浸，去皮尖，研　乳香各三钱　硫黄　轻粉各一钱半
蜡半两　麻油一合

上研极细，先熬油沸，入黄蜡熔尽。次入诸药，煎搅成膏，冷地出火毒，瓷器盛。每用少许涂疮上。

苦楝散

治浸淫疮。

苦楝根晒干，烧存性

上为末，猪脂调敷，湿则干掺。先用苦参、大腹皮煎汤洗。

乌梅醋法

治代指，手指甲头肿。

乌梅仁捶去壳肉，只取仁

上研细，米醋调稀，入指浸之自愈。

豆坯散

治阴蚀疮。

绿豆粉　虾蟆灰各二钱半　胭脂一钱二分

上为细末干掺。

阴疮膏

治男女阴疮。

米粉一酒杯计①　芍药　黄芩　牡蛎　附子　白芷各一两

上㕮咀，以不用水猪脂一斤，微火上煎，三上三下，候白芷黄膏成，滤去渣，入米粉和，敷疮上。

沐浴长春散

治男子下元阴湿久冷，阴囊左右夜痒，抓之则喜，住之则

---

① 计：旧山楼本、礼部本作"许"。

痛，成疮流水，为害甚苦，此药见效。及治妇人下部阴湿，胎元久冷。

牡蛎　蛇床子　破故纸　紫梢花　官桂　干荷叶各等分

上㕮咀，每用一两半，水一小锅，入葱白数茎，煎至八分，去渣，先熏后洗，却用后药。

津调散

治妒精疮，脓汁淋漓臭烂。

黄连　款花各等分　麝香少许，一方不用

上为细末，先以地骨皮、蛇床子煎汤洗，软帛拭干，津调敷之。忌生汤洗。

清凉膏

治汤泼火烧。此药止痛解毒，润肌生肉。

栀子仁　黄连去须　白芷各一分　生地黄二两　葱白十茎，擘　黄蜡半两　清麻油四两

上细剉，于油铫中煎地黄焦黑色，绵滤去渣澄清，却于铫内入蜡慢火熬，候蜡消倾于瓷器盒内。用时以鸡羽搵少许涂疮上，以瘥为度。

黄柏散

治汤火伤。

黄柏　大黄　朴硝　鸡子壳　寒水石各等分

上为细末，用水调涂，极效。

蛤粉散

治汤火伤。

上以蛤蜊壳不拘多少，炙焦黄色，捣为细末。用生油调如膏，敷之。如冰仍无痕。一方以蜜水调敷之，疼立止，不脓不

痂。吴内翰居乡中，邻家釜翻，一小儿自头至[①]踵皆伤，急以敷之，啼立止，遂无恙。唯才伤随手用即效，少缓即不及。当预先合以备用耳。

鸡黄油

治汤火伤。

上用鸡子煮熟，去白用黄，于银石锅内炒干，再炒直待都化作油，去火毒，毛翎扫下，入韶粉夜明沙为末。香油调敷，湿则干掺之。

贝母膏

治头秃疮。

贝母　半夏生　南星　五倍子　白芷　黄柏　苦参各二钱半
虢丹煅，一钱半　雄黄一钱

上为细末，先以蜂房、白芷、苦参、大腹皮、荆芥煎汤，熏洗拭干。即用蜜水调敷，两三次后干掺药。

螵蛸散

治头上生疮，俗曰黏疮，绝妙方。

海螵蛸二钱　白胶香　轻粉各半钱

上为细末研匀，先用清油润疮，后掺药，只一上可。

雉脑膏

治诸冻疮久不瘥，年年发歇，先痒后痛，然后肿破出黄水，及出血不止。

雄雉脑一枚，捣烂　黄蜡各等分　清油减半

上同于慢火上熬成膏，去渣瓷器盛用，每涂疮上。

---

① 至：原缺，依旧山楼本、礼部本补。

白矾散

治男子妇人血风，毒气攻手足，指生甲疽，疮久不瘥者，努肉①裹指甲，疼痛出血不定，用此缩肉干疮。

白矾　石胆各半两　麝香　骐骥竭②　朱红各二钱半

上将白矾、石胆于铁器内以炭火煅过，入后三味，同研令细。每用少许，干掺疮上，以帛子缠定，日两三度换之。

黄蜡膏

治冬月手足拆裂。

上用清油半两，盏内慢火煎沸，入黄蜡一块同煎溶，入光粉、五倍子末少许，熬令稠紫色为度。先以热汤洗，火上烘干，即用药敷，以纸贴之，其痛立止，入水亦不落。若合药入粉多，则硬而成块，旋以火炙动挑敷不妨。一方无五倍子。

芦荟散

治口舌生疮。

芦荟　青蒿研　蟾酥　羊蹄花各半两　白矾煅研　麝香研
牛黄研。各半分　干蜗牛研，三枚　瓜蒂二十枚　丁香　细辛去
苗　丹砂研，各二钱半　马牙硝③研，三分　熊胆研，一钱

上为细末研匀，先以头发裹指于温水内蘸揩之，软帛挹却脓水，取少许药末掺疮上。或轻可即去蟾酥、芦荟，看病大小，以意加减用之。

玄参散

治口舌生疮，连齿龂烂痛。

---

① 努肉：即"胬肉"。
② 骐骥竭："骐骥"即"麒麟"，"麒麟竭"又名"血竭"。
③ 马牙硝：即"芒硝"，下同。

玄参　升麻　独活　麦门冬去心　黄芩　黄柏　大黄炒

栀子仁　前胡　犀角屑　甘草炙，各三分

上为细末，每服五钱，水一盏，煎五分，不拘时温服。

蓬砂圆

治口臭口干，口舌疮。

蓬砂二两　片脑　麝香各一钱　马牙硝风化，四两　寒水石

煅，十①两

上为细末，用甘草膏和圆，如麻子大，不拘时含一圆，咽津。

甘露饮

治口舌生疮，牙宣心热。

枇杷叶刷去毛　石斛　黄芩　麦门冬去心　生地黄　甘草

炙。各等分

上㕮咀，每服五钱，水二盏，煎八分，去渣，不拘时温服。

升麻饮

治口内生疮，齿断肉烂。

升麻　玄参　黄连　羚羊角镑　黄芩　葛根　大黄　麦门

冬去心　羌活　防风　干菊花各半两　人参　知母　甘草炙。各

一分

上㕮咀，每服三钱，水一盏，煎至七分，去渣，食后温服。

一方无人参，有牛蒡子。

黄连散

治口疮，绝妙。

---

①　十：原字漫漶，依旧山楼本、礼部本补。

黄连　朴硝　白矾各半两　薄荷一两

上为粗末，用腊月黄牛胆，将药入胆内，风头挂两月取下。如有口疮，旋将药研细入于口疮上，去其热涎即愈。

黄柏散

治茧唇。

黄柏一两　五倍子二钱　密陀僧　甘草各少许

上除黄柏外，余药同为细末，水调匀敷于黄柏上，火炙三五次，将黄柏切成薄片，临睡贴之，天明即愈。

绛雪

治咽喉肿痛，咽物妨碍及口舌生疮。

片脑半字　蓬砂二钱　辰砂三钱　马牙硝　寒水石各二钱

上为细末研匀，每用一字，掺于舌上，津咽之。

治喉内生痈方

五倍子　白僵蚕　甘草各等分

上为细末，用白梅肉和圆，含化，其痈自破。

疥癣论

夫疥癣者，皆由脾经湿热及肺气风毒，客于肌肤所致^①也。风毒之浮浅者为疥，风毒之深沉者为癣，尽癣则发于肺之风毒，而疥则兼乎脾之湿热而成也。久而不愈，延及遍身，浸淫溃烂，或痒或痛，其状不一，二者皆有细虫而能传染人也。疥有五种，一曰大疥，焮赤痒痛，作疮有脓。二曰马疥，隐起带根，搔不知痛。三曰水疥，瘄瘰含浆，摘破出水。四曰干疥，痒而搔之，皮起干痂。五曰湿疥，薄皮小疮，常常淫汁是也。癣之状起于肌肤，瘾疹或圆或斜，或如莓苔走散，内藏汁而外有筐，其名亦有六焉。一曰干癣，搔则出白屑，索然雕枯。二曰湿癣，搔则多汁，浸淫如虫行。三曰风癣，搔则痹顽，不知痛痒。四曰牛癣，其状如牛领之皮，厚而且坚。五曰狗癣，则时作微痒，白点相连。六曰刀癣，则轮廓全无，纵横不定是也。治法当以杀虫渗湿消毒之药敷之，内则服和脾清肺、除风散湿之剂，庶绝其根矣。又有面上风癣，初起瘄瘰或渐成细疮，时作痛痒，发于春月名吹花癣，女人多生之。此皆肺经蕴积风热，阳气上升发于面部，或在眉目之间，久而不愈恐成风疾。治法当清心火，散肺经之风热，然后以消毒散热之药敷之，则自愈矣。

升麻和气饮

治疮肿疖疥痒痛。

升麻 桔梗 苍术 干葛 甘草 大黄煨，各一钱 陈皮二

---

① 致：原作"故"，据旧山楼本、礼部本改。

钱　当归　半夏　茯苓　白芷　干姜　枳壳各五分　芍药一钱半

上作一服，水二钟，煎至一钟，食远服。

当归饮子

治疮疥风癣，湿毒燥痒。

当归　川芎　白芍药　生地黄　防风　白蒺藜　荆芥各一钱半　何首乌　黄芪　甘草各一钱

上作一服，水二钟，煎至一钟，食远服，或为末亦可。

羌活散

治顽癣疥癞，风疮成片，流黄水，久不瘥者。

羌活　独活　明矾　白鲜皮　硫黄　狼毒各一两　轻粉二钱半　白附子　黄丹　蛇床子各半两

上为细末，油调成膏，搽之。

乌蛇圆

治一切风癣，多年不瘥者。

乌蛇酒浸，去骨　白附子炮　附子小便浸一宿　天麻各二两　全蝎炒　羌活　乳香　僵蚕炒，各一两半　苦参十两　槐花半斤

上为细末，用生姜汁一斤，蜜一斤，二味同熬成膏，入药和圆，如梧桐子大。每服三四十圆，空心用温酒送下，夜晚荆芥汤送下。

除湿散

大治一切风毒，疥癣癞痒，状如风癞。

苦参　何首乌　荆芥穗　蔓荆子　薄荷各一两　白芷　天麻　川芎　防风并生用　乌蛇酒浸一宿，焙干。各半两

上为细末，每服三钱，茶酒调下无时，日进三服，六日一浴，令汗出血气宣通，一月肤泽如故。

苦参圆

治遍身瘙痒，癣疥疮疡。

苦参四两　玄参　黄连去须　大黄剉碎，炒香　独活去芦
枳壳去瓤，炒　防风去叉。各二两　黄芩去黑心　栀子　菊花各
一两

上为细末，炼蜜为圆，捣千余下，圆如梧桐子大。每服三
十圆，食后浆水下，日进三服，茶酒任下亦得。

疥药神效散

治干湿脓窠，诸种疥癣等证有效。

槟榔　蛇床子各一两　全蝎半两　倭硫黄一两半

上化开硫黄，入荆芥末三钱，滚数沸候冷。加轻粉二
钱，冷再碾末，加三奈半两妙。上为细末，先将小油滚过候
冷，调上药擦疮上，仍以两手搓药，闻药气神效。

一笑散

治浑身疥癞，瘙痒生恶疮。

槟榔　藁本　硫黄　蛇床子　枯矾　五倍子　白胶香各
等分

上为细末，湿者干敷，干者香油调敷。如头上疮，便搽上，
不用剃，甚者不过三五次，平复如故。

熏疥方

明信　雄黄各半钱　椒末一钱

上研细，用纸以方尺熟艾摊平，掺匀卷成长锭，瓦两口合
纸卷子，火点慢慢烟熏被下，紧拥衾被，油涂眼耳口鼻，小儿
只空衣盖被卧亦效。宜净室温床，牢拥衾被，无令透烟，以熏
至其人口鼻为妙。

胡粉散

治一切癣疥，瘙痒甚者。

胡粉别研　雄黄别研　硫黄别研。各一钱半　大草乌三钱，生用　斑蝥一钱　砒五分　蝎梢三钱　麝香三分

上为细末，先用羊蹄根蘸醋擦动，次用药少许擦患处。

银粉散

治一切顽癣。

轻粉　黄丹　沥青　白胶香各等分

上为细末，麻油调。拭净或抓破，竹篦挑搽，二次便干，数次剥去壳也。治牛皮癣如神。

八宝散

治风癞松皮顽癣，久不瘥者，神效。予一乡人患此疾，数年不愈，后忽有旧亲传此方，试用有效。

藿香　破故纸　槟榔　大腹皮　雄黄　轻粉　硫黄　白矾枯。各一两

上为细末，小油调擦，日上三五次，痒则擦之。

治疥神效方

狼毒　细辛　水银各一钱　轻粉半钱

上为细末，油蜡和剂作两圆，绵裹两手，将于周身疥多处擦之。

五倍子散

治癣久不瘥。

五倍子一两，火烧令烟尽　黄柏剉　当归剉炒　腻粉　漏芦白矾煅。各一分

上为细末，先用盐浆水洗，拭干敷之。

香疥药

风癣疮①，黄水疮，疥疮，牛皮癣疮。

轻粉三钱　大枫子四十九个　水银三钱　樟脑三钱　川椒四十九粒　柏油烛一对　杏仁少许

上为细末，疥用绢包裹疮上熨，黄水疮掺上此药，功效如神。

治湿癣方

黄连　明矾煅。各半两　胡粉　黄丹　水银各二钱

上为细末，用猪脂油一两夹研，令水银星尽散，瓷盒收用。

一抹散

治干癣不瘥。

天南星　草乌头各一枚，生用

上为细末，用羊蹄根捣绞取汁，调涂不过三，上瘥。

白附子散

治面上热疮似癣，或生赤黑斑点。

白附子　密陀僧　茯苓　白芷　定粉各等分

上为末，先用萝卜煎汤洗面净，后用羊乳调，至夜敷患处，次早洗去，效。

一扫散

治一切疮疥，但相对而生者，便是不问干湿痒痛，日近年深，用之立效。

---

① 风癣疮：疑当作"治风癣疮"。

藜芦皮二两　　真轻粉十贴　　好蚌粉一两　　通明雄黄五钱　　水粉一两

上为末，用大鲫鱼一个，入香油煎，候熟去鱼，摊冷调药搽疮。未效，可加信石末少许，研杏仁十粒，近阴处勿用。

祛风白芷散

治面上风癣疮。

白芷三钱　　茯苓一钱五分　　黄丹二钱　　黄连二钱　　轻粉一钱
黄柏二钱

上为细末，用油调，搽癣疮上。或加孩儿茶二钱，麝香二分亦可。

瘿瘤论

夫瘿瘤者，皆因气血凝滞，结而成之。瘿则忧恚所生，多着于肩项，皮宽不急，槌槌而垂是也。瘤则随气留住，初作梅李之状，皮嫩而光，渐如杯卵是也。瘿有五种，其肉色不变者，谓之肉瘿；其筋脉现露者，谓之筋瘿；若①赤脉交络者，名血瘿；若随忧恼而消长者，名气瘿；若坚硬而不可移者，名石瘿。瘤亦有六种，一曰骨瘤，二曰脂瘤，三曰肉瘤，四曰脓瘤，五曰血瘤，六曰石瘤。瘿瘤二者虽无痛痒，最不可决破，恐脓血崩溃，渗漏无已，必致杀人。其间肉瘤不可攻疗。若夫脂瘤气瘿之类，则当用海藻、昆布软坚之药治之，如东垣散肿溃坚汤，亦可多服，庶得消散矣。

海藻圆

治瘿瘤通用。

海藻洗晒　川芎　当归　官桂　白芷　细辛　藿香　白蔹　昆布洗晒　明矾煅。各一两　松萝净，七钱半　海蛤煅，七钱半

上为细末，炼蜜和圆，如弹子大，每服一圆，食后含咽下。

守瘿圆

治瘿瘤结硬。

通草二两　杏仁去皮尖，研　牛蒡子各一合　昆布洗　射干　诃藜勒　海藻洗。各四两

上为细末，炼蜜和圆，如弹子大。每服一圆，嚼化，日三服。

---

① 若：原作"者"，据旧山楼本及文义改。

木通散

治颈下卒生结囊，欲成瘿。

木通　松萝　桂心　蛤蚧酥炙①　白蔹　琥珀　海藻洗　昆布洗。各一两

上为细末，每服二钱，不拘时，温酒调下。

五瘿圆

菖蒲二两　海蛤　白蔹　续断　海藻　松萝　桂心　倒挂草　蜀椒　半夏各一两　神曲三两　羊靥百枚

上为细末，以牛羊脂髓为圆，如芡实大。每服一圆，食后及临卧嚼化服。

白头翁圆

治气瘿、气瘤。

白头翁半两　昆布十分，洗　通草　海藻洗。各七分　连翘　玄参各八分　桂心三分　白蔹六分

上为细末，炼蜜和圆，如梧桐子大。每服五圆，用酒送下。忌蒜、面、生葱、猪、鱼。

南星膏

治皮肤头面上疮瘤，大者如拳，小者如栗，或软或硬，不痒不痛。

上用大南星一枚，细研稠粘，用醋五七滴为膏。如无生者，用干者为末，醋调如膏。先将小针刺患处，令气透，却以药膏摊纸上，象瘿大小贴之。

---

① 炙：原作"灸"，据旧山楼本作及文义改。

系瘤法

兼去鼠奶痔，真奇药也。

芫花根净洗带湿，不得犯铁器，于木石器中捣取汁。用线一条浸半日或一宿，以线系瘤，经宿即落。如未落，再换线，不过两次自落。后以龙骨、诃子末敷，疮口即合。系鼠奶痔依上法，累用之效。如无根，只用花泡浓水浸线。

昆布散

治瘿气结肿，胸膈不利，宜服。

昆布洗　海藻洗　松萝　半夏汤泡　细辛　海蛤细研　白蔹甘草炙。各一两　龙胆草　土瓜根　槟榔各二两

上为细末，每服二①钱，食后温酒调下。

治小瘤方

先用甘草煎膏笔蘸妆瘤旁四围，干而复妆，凡三次，后以

大戟　芫花　甘遂

上等为细末，米醋调，别笔妆敷其中，不得近着甘草处。次日缩小，又以甘草膏妆小晕三次，中间仍用大戟、芫花、甘遂如前，自然焦缩。

散肿溃坚汤方见前

治瘿瘤结核通用。

---

① 二：原缺，依旧山楼本、礼部本补。

臁疮论

夫臁疮者，皆由肾脏虚寒，风邪毒气外攻三里之旁，灌于阴交之侧。风热毒气流注两脚，生疮肿烂，疼痛臭秽，步履艰难。此疮生于臁骨为重，以其骨上肉少皮薄，故难愈。至有多年无已，疮口开阔，皮烂肉现，臭秽可畏。治法当先取虫，然后敷药。如隔纸膏、麝香轻粉散之类皆可，仍宜内服黄芪圆及神仙蜡矾圆之类。须翘足端坐，勿多行履，庶可痊愈矣。

隔纸膏

治内外臁疮。

当归　白芷　黄连　五倍子　雄黄　没药　血竭　海螵蛸　白及　白蔹　黄柏　厚朴以上各半两　黄丹六钱　乳香二钱半，研　轻粉一钱

上为细末研匀，用清油调成膏。用油纸贴药敷疮上，绢帛缚定，有脓水解开，刮去不洁，再贴药，如此数次即愈。须先用烧盐汤洗净，片帛拭干，待片时水气干，然后贴药。

治臁疮久不愈

龙骨二钱半　轻粉少许　槟榔半两　乳香　没药各一钱　干猪粪半两，烧存性

上为细末，先以烧盐汤洗疮，以软绢帛拭干，清油调敷，疮湿则掺之。

治臁疮下注

白石脂　龙骨各半钱　白矾一两，枯　五倍子二两，烧存性　黄丹三钱，飞　雄黄少许

上为细末，先将葱盐汤洗疮见赤肉，然后将前药敷疮上，

用药如法。厚者却用帛子包缚着不要动，直候干，自脱去疮皮。

治臁疮方

白及　白蔹　黄柏　黄丹另研。各等分

上为极细末，入轻粉些少研匀，以炼蜜和成剂，捏作饼贴疮上，深者填满，以帛片包扎，一日一换。后来疮渐干或有裂处，只须干掺，以瘥为度。

翠玉膏

治臁疮。

沥青一两　铜绿研　黄蜡各二钱　乳香研　没药研。各一钱

上将铜绿以油调匀，将沥蜡火上熔开，下绿搅匀，次入乳没末，仍搅匀，倾在河水盆内拌匀，以油纸裹，口嚼，旋捏作饼子贴疮，以绯绢包，真①候疮好，其药自脱。

治臁疮方

冬青叶　腊猪胆　百草霜二味和匀

上将冬青叶与本人嚼烂，先以葱椒汤洗净疮口，以胆霜敷后却敷嚼药在上，三四次即可。

奇妙栀子散

治远年日久内外臁疮。

山栀子不拘多少，烧作灰，研为细末　乳香另研。各半钱　轻粉少许

上研匀，以瓷器盛。每②时先以葱白花椒煎汤洗净疮，稍歇再以温浆水又洗一次，候恶水去尽，再将白水煎百沸，候温

①　真：旧山楼本作"直"。
②　每：疑当作"每用"。

再洗。但疮口无脓水血丝，清水各尽，又用粉帛片拭干，然后敷药。如干者香油调敷，湿者干掺，但将疮口实满，软绢帛护之。坚硬不作脓者，未可用；肿如软有脓者，依前法再洗，后敷贴之，三二次即愈。乃一药二洗之功也。

粉麝散

治外臁疮臭烂，数十年不[①]愈者。

生龟一个乌者打死去肉取壳，酸醋一碗，炙醋尽为度，仍煅令白烟尽，存性，用碗盖地上，出火毒

上为末，入轻粉、麝香拌匀，临用先以葱水洗，干方用药。

秘传隔纸膏

治年月深久，臁疮不愈者。

老松香　樟脑　虢丹炒　水龙骨即旧船石灰　轻粉

不愈加　白芷　川芎　螵蛸

总为细末，溶化松香，加少清油和之，以油纸随疮大小糊袋盛药夹之。用水洗净，其药缚在疮口上，二日定[②]四日一换。若单用白芷、川芎、螵蛸三味，煎汤洗之立效。

---

① 不：原字漫漶，依旧山楼本、礼部本补。
② 定：疑当作"至"。

便毒论

夫便毒者，生于小腹下，两腿合缝之间，其毒初发，寒热交作，腿间肿起疼痛是也。夫肾为作强之官，所藏者精与志也。男女大欲不能以直遂其志，故败精搏血，留聚中途而结为便毒矣。夫人脚腿与小腹合缝之间，精气所出之道路也。或触景而动心，或梦寐而不泄，既不得偶合阴阳，又不能忘情息念，故精与血交滞而成肿结也。初起慎不可用寒凉之药，恐气血愈结，不得宣散，反成大患。惟当发散寒气，清利热毒，使精血宣畅则自然愈矣。

退毒散

治便毒肿结。

穿山甲半两，蘸法醋炙焦　木猪苓三钱，法醋微炙

上为末，每服二钱，食前老酒调下，次以法醋煮肥皂研膏，敷之妙。

双解散

治便毒内蕴热气，外挟寒邪，精血交滞，肿结疼痛。

辣桂　川大黄　白芍药　泽泻　牵牛炒取末　桃仁去皮炒，各一分　甘草半分

上剉散，每服三钱，水一盏半，生姜五片煎，食前日二服。先小便快，热从小便出，后大便利，皆是稠毒。

复元通气散

便毒初发用此。

穿山甲酒浸，炙焦，一两　天花粉酒浸一宿，焙　白芷　当归　甘草　舶上茴香炒　白牵牛炒　延胡索擦去皮　南木香各一

两　青木香半两

上为末，每服二钱，温酒调，食前服。不饮酒，南木香煎汤服。

敷药方
治便毒肿痛。

雄黄　乳香各二两　黄柏一两

上为细末，用新汲水调敷，肿处自消。

瓜蒌散
治便痈等恶疮。

瓜蒌一个，去皮　金银花　牛蒡子炒。各三钱　生姜　甘草各半两

上将药不犯铜铁器捶碎，用酒一大升煎数沸，空心温服，微利为度。

三物汤
治便痈。

牡蛎　大黄　山栀子各等分

上为末，酒水一大盏，煎七分，露一宿，空心温服。

治外肾痈疮
抱鸡卵壳　鹰爪黄连　轻粉各等分

上为细末，用煎过清油调涂。

连翘汤
治便毒肿结。

连翘　独活　川升麻　射干　木通　桑寄生　赤茯苓　甘草炙。各七①钱半　大黄生用　木香　乳香　沉香各半两

---

① 七：原字漫漶，依旧山楼本、礼部本补。

上剉细，每服三钱，慢火煎服。

四神散

治便毒初发，起寒热，欲成痈疽者，服此神效。

大黄　木鳖子　僵蚕　贝母各二钱半

上四味各㕮咀，用酒一钟，水一钟，煎至一钟。食前热服，若得汗下为妙。

跋

昔秦人焚经籍，所遗惟医书之类。嗟乎，彼岂不知医之足以扶疢疾，颐性命，而为仁人之政也？但所以遗之者，盖欲仁一身一家，而未必为天下之公也。使其有仁天下之心，必不酷民之刑，笺民之力，剥民之财，而与经籍所载帝王之政，皆将吻合矣。何至不仁之甚如此哉？夫经籍之所载，仁政之大者；医书之所载，仁政之小者。弃其大者，存其小者，而政又不符小者之术。噫，此秦之所以短也。我朝以经术敷政治，而凡可以仁民之具，无不张举，医尤在所不废也。吾用属医官博选良方，以成此书，传之人人，庶裨仁政之万一也邪。若夫保惠一方而仁之者，则固吾分内事耳。

纯一道人跋

校注后记

一、版本源流考证

经对《中医图书联合目录》《全国中医图书联合目录》以及《中国中医古籍总目》的查阅及实际现场调研，完整的《外科集验方》刻本主要收藏于中国中医科学院图书馆和国家图书馆。

中国中医科学院图书馆收藏的刻本从书中"嘉靖二十四年南京礼部翻刻奉行"可以确定为嘉靖二十四年（1545）南京礼部翻刻本，是1985年中医古籍出版社影印书的原版，版本特征为明显的黑口双边，10行21字，版框21.7cm×15.7cm。

国家图书馆收藏有三个版本。全本刻本，封面有"嘉靖二十三年刊本旧山楼藏"，卷上正文结尾有"丙辰重阳旧山楼主人读"，从此可以确定该藏本应早于嘉靖二十四年，再由其"进外科集验方疏"中有关年代记载，可以确定为嘉靖二十三年（1544）刻本，黑口双边，10行21字，特征明显。因所见书为缩微胶片，版框无法测得。据《全国中医图书联合目录》记载，将国家图书馆（原北京图书馆）所收版本与中国中医科学院等单位所收版本归属同一版本，为明嘉靖二十四年（1545）南京礼部刻本，而《中国中医古籍总目》收载时做了修改，将国家图书馆收藏的书单列为明刻本。国家图书馆另有一完整抄本收藏，该抄本版式基本遵循原刻本，为10行21字，无黑口，双框变为单框，正文卷首处有一"上虞经利彬珍藏印"阳文篆书印章，该抄本后收录于《中国古代医方真本秘本全集·明代卷》第二十八册中。经与刻本进行原文对比，发现抄本下卷在原刻本结束的基础上，尾页多出一页内容。国图还有一刻本残卷，缺上卷，为下卷残本，存有下卷前四十七页内容，其后缺五十五页，版本信息无从查考。

除此以外，上海中医药大学图书馆收藏有嘉靖礼部刻本上册（缺下册），安徽省图书馆收藏有明刻本的下册残卷（只有前30页）。《中国中医古籍总目》中记载的明弘治十一年刻本除1980年上海古籍书店影印本外未见原刻本，《全国中医图书联合目录》及《中国中医古籍总目》记载的中国科学院国家科学图书馆收藏的明刻本经实地调研未见其书。

从各版本的相关记载可以看到，明弘治十一年（1498）应是《外科集验方》的成书时间，与《医方选要》相对应，都是明兴献王下令命医官周文采将古籍文献中的医方"选其方验且要者"汇集而成，先将内科医方部分于弘治八年（1495）写成《医方选要》，后又于弘治十一年（1498）将外科之验方汇集成《外科集验方》。武宗皇帝于公元1521年3月病逝后，由武宗的堂弟朱厚熜（兴献王朱祐杬之子）继承皇位，后改年号为嘉靖。嘉靖皇帝即位后，于嘉靖三年（1524）将其父兴献王尊为"献皇帝"，明嘉靖二十三年（1544）旧山楼藏本和嘉靖二十四年（1545）南京礼部翻刻本应为世宗帝朱厚熜为纪念其父而重新翻刻的。

二、主要内容与流传影响

《外科集验方》共分上、下二卷，共 14 论，载方 304 首。全书所论各病，均首论病之因、辨证要点，次列各证方药，各详制方之理及用法。每门的开篇论述对该门内容有着总括的意义，提出作者对本病的基本观点，是研究的主体和重点，也是研究各门的切入点。如《疥癣论》对疥癣的论述中，强调"二者皆有细虫而能传染人也";《乳痈论》中对针刀的使用提出"慎勿妄用针刀，引惹拙病，则难治矣";在《疮科总论》中对"疮有五善七恶"也有较详细的论述。全书各论具体内容如下。

1. **卷上**

疮科总论：论述"疮有五善七恶"。

五发痈疽论：将痈疽分为发背、发脑、发鬓、发眉、发颐 5 类。收方 89 个。

疔疮论：将疔疮按《内经》分为五疔，按《千金方》分为十三疔，简述其症状及禁忌、治法，强调"凡疗疔疮，皆宜刺疮中心至痛处，又刺四边十余下，令血出，去恶血敷药，药力得入针孔中则佳"。收方 24 个。

瘰疬论：总结病因有"风毒、热毒、气毒之异"，以"伤肝""筋缩蓄结而肿也"。治疗以外贴、内服为主。收方 25 个。

2. **卷下**

肠痈痔瘘论：将肠痈分为大肠痈和胃脘痈，大肠痈分可下证、不可下证及恶证；胃脘痈以《内经》为据，"治法亦与肠痈颇同。初以疏利之药导其滞，次用排脓消毒托里之药调之"。痔瘘分为五种：牝痔、牡痔、气痔、血痔、酒痔。收方 19 个。

乳痈论：论述乳痈病因病机，治疗上"初起则当发散流气之药；若已成脓，又当内托排脓，养血顺气"。强调"慎勿妄用针刀，引惹拙病，则难治矣"。收方 11 个。

肺痈论：论述肺痈之成因，证候之可治与不可治及其治法、用方。收方 18 个。

诸痔疮论：将痔疮分为血痔、风痔、牙痔、下痔。收方 18 个。

附骨疽论：论述附骨疽与石疽、缓疽的区别，以及其治法。收方9个。

诸疮论：分为恶疮、瘑疮、翻花疮、浸淫疮、月蚀疮、甲蛆疮、代指、漆疮、痱疮、热疮、冷疮、无名疮、秃疮、阴蚀疮、冻疮、金疮、火疮。收方50个。

疥癣论：强调"二者皆有细虫而能传染人也"。将疥分为五种：大疥、马疥、水疥、干疥和湿疥。癣分为六种：干癣、湿癣、风癣、牛癣、狗癣和刀癣。治疗上强调"治法当以杀虫渗湿消毒之药敷之，内则服和脾清肺、除风散湿之剂，庶绝其根矣"。收方20个。

瘿瘤论：将瘿分五种：肉瘿、筋瘿、血瘿、气瘿和石瘿；将瘤分为六种：骨瘤、脂瘤、肉瘤、脓瘤、血瘤和石瘤。强调"瘿瘤二者虽无痛痒，最不可决破，恐脓血崩溃，渗漏无已，必致杀人"。收方10个。

臁疮论：强调治法"当先取虫"，病人"须翘足端坐，勿多行履，庶可痊愈矣"。收方9个。

便毒论：强调该病"慎不可用寒凉之药，恐气血愈结，不得宣散，反成大患。惟当发散寒气，清利热毒，使精血宣畅则自然愈矣"。收方9个。

本书选方古今兼收，善取众长，不拘一家之言，我们以该书上卷所录医方进行粗略对比，涉及古人古书的就有晋·刘涓子的《刘涓子鬼遗方》，唐·孙思邈的《备急千金要方》，宋·许叔微的《普济本事方》，宋·杨倓的《杨氏家藏方》，宋·李迅的《集验背疽方》，宋·陈言的《三因极一病证方论》，宋·赵佶的《圣济总录》，宋·王怀隐的《太平圣惠方》，宋·吴彦夔的《传信适用方》，宋·陈自明的《外科精要》，金·张子和的《儒门事亲》，金·李东垣的《兰室秘藏》《医学发明》，元·齐德之的《外科精义》，元·罗天益的《卫生宝鉴》，元·萨谦斋的《瑞竹堂经验方》，元·朱震亨的《活法机要》；除此以外还涉及明代朱橚的《普济方》、徐用诚的《玉机微义》。本书名方略备，简要不芜，在外科中尚为善本。

《外科集验方》的内容亦被后世医书多次引用，如明·李时珍的《本草纲目》，明·孙一奎的《赤水玄珠》以及高丽医书《医方类聚》。此外，本书还先后被《千顷堂书目》《澹生堂藏书目（续收）》《脉望馆书目》《赵定宇书目》《医藏书目》《故宫所藏观海堂书目》《聿修堂藏书目录》《续修四库全书提要》《中国医籍考》等书目收载，足见其对后世的影响。

三、学术思想特色

1. 对外科病证病因病机的认识

（1）气血凝滞为主要病机：《素问·调经论》云："五脏之道，皆出于经隧，以行血气，血气不和，百病化生。"清·王清任的《医林改错》说："治病之要诀，在明白气血，无论外感内伤，要知初病伤人何物，不能伤脏腑，不能伤筋骨，所伤者，无非气血。"作者认为痈疽疔疮、肠痈、乳痈、瘿瘤都是由于气血凝滞而发，气血凝滞是外科疾病发病的主要病机。如文中："夫痈疽疮疖者，皆由气血不和，喜怒不时，饮食不节，寒暑不调，使五脏六腑之气怫郁于内，以致阴阳乖错，气血凝滞而发也。""夫疔疮者，皆由脏腑积受热毒邪风，相搏于经络之间，以致血气凝滞，注于毛孔手足头面，各随五脏部分而发也。""夫肠痈者，乃阴阳偏胜，喜怒无时，伏于脏腑之中，结在肠胃之内，血凝气滞，回旋失度，不能通行，聚结成痈，致生肿痛。""夫乳痈者，内攻毒气，外感风邪，灌于血脉之间，发在乳房之内，渐成肿硬，血凝气滞，或乳汁宿留，久而不散，结成痈疽。""夫瘿瘤者，皆因气血凝滞，结而成之。"

（2）毒邪为因：毒邪是外科疾病发病的重要病因。毒邪有热毒、风毒、湿毒等之分，风毒、湿毒日久蕴结可化为热毒。如文中所云："久服丹石燥热之药，热毒结深而发为痈疽也。夫痈疽之疾，多生于膏粱富贵之人，以其平昔所食肥腻炙煿，安坐不劳，嗜欲无节，以致虚邪热毒内攻，煎熬气血而成也。""夫肺痈者，乃肺经感受风邪热毒所致也。""夫附骨疽者，谓其毒气深沉，附着于骨也。""凡人体虚，感受风热湿毒之气，发为疮疡。"

2. 对外科病证治法的认识

（1）内外兼治，偏于内：本书载汤剂 52 首、膏剂 40 首、酒剂 2 首、丸散剂 232 首，由此可见治疗强调内外兼治，但偏于内治法。这正体现本书所引用"夫痈疽疮疖者，皆由气血不和，喜怒不时，饮食不节，寒暑不调，使五脏六腑之气怫郁于内，以致阴阳乖错，气血凝滞而发也"理论所释的痈疽疔疮有急有缓，但都是由五脏六腑之气怫郁、阴阳乖错、气血凝滞而发。膏剂、酒剂及外敷之散剂直达病所是治病之标，汤剂、丸剂及内服散剂能调理全身气血阴阳，使五脏六腑之气调畅是治病之本，体现了中医标本兼治的治疗原则。如李东垣所说："散者散也，去急病用之；汤者荡也，去大病用之；丸者缓也，舒缓而治之。"书中外用的散剂、膏剂及酒剂主要用于治疗痈疽疔疮等外科病证所引起的急性疼痛、出血或者疮口不收敛，汤剂、丸剂和内服的散剂用于久病气虚、气血不和、阴阳失调之疮口不敛和疼痛不减等。

（2）通补结合，以通为要：本书在介绍治疗痈疽疔疮的方法上主要论述补和通，作者认为痈疽疔疮主要是因气血凝滞而发，毒邪虽说是发病的病因，但其病理是毒邪扰乱气血，使气血凝滞而致邪无出路。通法主要是行气、活血化瘀、化痰散结。上卷《五发痈疽论》的 89 首方中虽有 29 首用到人参或黄芪，但人参或黄芪的用量在方中只占了很小的部分。而在这 89 首方中用到活血化瘀、行气、化痰散结、利湿的中药就有 75 首方，这在现在的治疗方书中很少见。在这 75 首方中用到活血化瘀、行气的中药有 61 首方，由此可见作者非常重视气血，通补结合，以通为要。例如，文中说："排脓内补十宣散，治痈疽疮疖，未成者速散，已成者速溃。败脓自出，无用手挤，恶肉自去，不用针刀。服药后疼痛顿减，其效如神。人参、当归、黄芪各二两，甘草（生用）、川芎、防风、厚朴（姜汁制）、苦桔梗、白芷、薄桂各一两。每服三钱，用无灰酒调下，日夜各数服，以多为妙，服至疮口合，更服为佳。所以补前损，杜后患也。不饮酒人，浓煎木香汤调下。然终不若酒力之胜，或饮酒不多，能勉强以木香汤兼酒调下亦可。"本方中人参和黄芪的量为四两，行气药（厚朴、苦桔梗）和活血化瘀药（当归、川芎）共有五两，这正体现了作者通补结合，注重气血的学术思想。

3. 对某些外科病证继承了前人的相关认识

（1）对疔疮的认识：作者引用孙思邈《千金要方》的疔疮论，论述了疔疮十三种：麻子疔、石疔、雄疔、雌疔、火疔、烂疔、三十六疔、蛇眼疔、盐肤疔、水洗疔、刃镰疔、浮沤疔、牛狗疔。描述了疔疮十三种的初起的症状及治法："初起疮心先痒后痛，先寒后热。热定则寒多，四肢沉重，心惊眼花。凡疔疔疮，皆宜刺疮中心至痛处，又刺四边十余下，令血出，去恶血敷药，药力得入针孔中则佳。诸疗名目虽多，其治法略同，初起宜以针刺出毒血，将蟾酥圆或回疗锭子之类从针孔抾入之，上用膏药贴之，仍服飞龙夺命丹发汗，及五香连翘漏芦汤之类并清心之剂。"

（2）对痔瘘、疳疮、疥癣、瘿瘤的认识：文中论述了五痔、四疳、五疥、六癣、五瘿、六瘤。

痔皆由酒色过度、久嗜肥甘、醉饱入房、劳扰血脉、肠澼渗漏、冲注下部、发于肛边而成。作者将痔分为五种：一曰牝痔，二曰牡痔，三曰气痔，四曰血痔，五曰酒痔，又曰肠风痔、脉痔、雌雄痔，皆五痔之别名也。痔日久不愈，遂成瘘疮则难治矣。

疳疮分为四类：血疳、风疳、牙疳、下疳。血疳是脏中虚怯，邪热相侵，外乘分肉之间，发于肌肤之上；风疳因足阳明胃经或受风邪热毒，客于然谷之间，注在承山之侧；牙疳由于阳明胃经蕴积邪热，发于牙齿下疳者，乃男子玉茎生疮。

疥癣皆由脾经湿热及肺气风毒、客于肌肤所致。风毒之浮浅者为疥，风毒之深沉者为癣，尽癣则发于肺之风毒，而疥则兼乎脾之湿热而成也。久而不愈，延及遍身，浸淫溃烂，或痒或痛，其状不一，二者皆有细虫而能传染人也。疥的种类分为五种：大疥，焮赤痒痛，作疮有脓；马疥，隐起带根，搔不知痛；水疥，如痞瘟含浆，摘破水出；干疥，痒而搔之，皮起干痂；湿疥，薄皮小疮，常常淫汁是也。癣之状起于肌肤，瘾疹或圆或斜，或如莓苔走散，内藏汁而外有筐，其名亦有六焉。一曰干癣，搔则出白屑，索然彫枯；二曰湿癣，搔则多汁，浸淫如虫行；三曰风癣，搔则痹顽，不知痛痒；四曰牛癣，其状如牛领之皮，厚而且坚；五曰狗癣，则时作微痒，白点相连；

六曰刀癣，则轮廓全无，纵横不定是也。治法当以杀虫渗湿消毒之药敷之，内则服和脾清肺、除风散湿之剂，庶绝其根矣。

瘿瘤发病，皆因气血凝滞，结而成之。瘿病按其症状表现划分为五种：其肉色不变者，谓之肉瘿；其筋脉现露者，谓之筋瘿；若赤脉交络者，名曰血瘿；若随忧恼而消长者，名气瘿；若坚硬而不可移者，名石瘿。瘤亦有六种：一曰骨瘤，二曰脂瘤，三曰肉瘤，四曰脓瘤，五曰血瘤，六曰石瘤。治疗以软坚散结之方为主。

总 书 目

I

本　草

鼎刻京板太医院校正分类青囊药性赋

方 书

医便

卫生编

袖珍方

内外验方

仁术便览

古方汇精

圣济总录

众妙仙方

李氏医鉴

医方丛话

医方约说

医方便览

乾坤生意

悬袖便方

救急易方

程氏释方

集古良方

摄生总论

辨症良方

卫生家宝方

寿世简便集

医方大成论

医方考绳愆

鸡峰普济方

饲鹤亭集方

临证经验方

思济堂方书

济世碎金方

揣摩有得集

疢斋急应奇方

乾坤生意秘韫

简易普济良方

名方类证医书大全

南北经验医方大成

新刊京本活人心法

临证综合

医级

医悟

丹台玉案

玉机辨症

古今医诗

本草权度

弄丸心法

医林绳墨

医学碎金

医学粹精

医宗备要

医宗宝镜

医宗撮精

医经小学

医垒元戎

医家四要

证治要义

松厓医径

济众新编

扁鹊心书